LA DIETA DELLA PLASTICA

Conosci, riduci e previeni i veleni
nascosti in plastiche, microplastiche e
nanoplastiche di alimenti, bevande
e non solo...

Del

Dr. PASQUALE CIOFFI

Pasquale Cioffi

Pasqualecioffi78

www.pasqualecioffi.com

ISBN: 1721765271
ISBN-13: 978-1721765270

Tutte le foto presenti nel libro sono state tratte dai siti
https://www.pixabay.com e https://www.pexels.com

Pubblicato con la
Esclusiva Strategia Editoriale
"Self Publishing Vincente"
www.SelfPublishingVincente.it

Dedico questo libro al programma giornalistico di Rai 3 "Report" che, grazie a una sua ennesima inchiesta, quella del 24/10/2016, dal titolo 'L'età della plastica", scritta da Claudia di Pasquale, ha saputo risvegliare in me la consapevolezza di lottare per difendere il futuro dei nostri figli minacciato dal cannibalismo del consumismo sfrenato, dalla società dell'usa e getta, dall'industrializzazione senza limiti, dalla futile lussuria di un presente che non ha un domani!

INDICE

PREMESSA

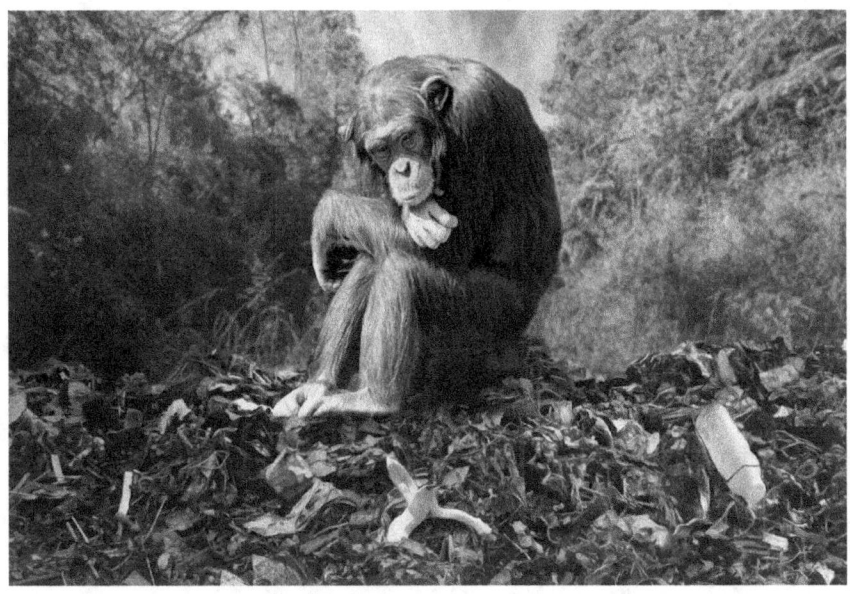

Fin da bambino ho condotto una vita sana, praticando una regolare attività fisica. Ho sempre seguito un regime alimentare bilanciato e vario, mangiando tanta frutta e verdura di stagione, poca carne e pesce, legumi, pasta e cereali semintegrali o integrali, tanti prodotti biologici e bevendo acqua minerale; insomma, la classica dieta mediterranea con tante fibre, pochi zuccheri semplici e niente sale. Inoltre, essendo un esperto conoscitore della materia, essendomi laureato in chimica e tecnologie farmaceutiche con indirizzo alimentare ed avendo dedicato tanto tempo, sin dalla tesi di laurea, allo studio delle malattie onco-ematologiche, che ho approfondito poi durante il conseguimento di un dottorato in oncologia medica, pensavo ingenuamente di essere immune da queste terribili malattie. Ma la doccia fredda, per me, è arrivata all'età di trentasette anni quando, in seguito a sporadiche perdite di sangue nelle feci, decisi di effettuare una colonscopia di controllo, che mi ha salvato la vita e mi ha permesso di scrivere oggi questo libro. Mi fu diagnosticata, infatti, una lesione precancerosa di circa tre centimetri all'intestino, precisamente all'altezza della valvola ileo-ciecale e, secondo il gastro-enterologo, mi dovevo ritenere fortunato che quella lesione non si fosse ancora trasformata in un tumore vero e proprio. Ci sono volute due ore e mezzo d'intervento chirurgico con colonscopia per riuscire a rimuovere il polipo intestinale e, comunque, sono entrato in un programma di screening molto rigido, che prevede frequenti colonscopie e altri accertamenti. Fin da subito, mi sono chiesto che cosa non avesse funzionato, o meglio, che cosa fosse sfuggito alle mie conoscenze in materia di prevenzione dei tumori. Com'era possibile che fosse successo a un giovane di trentasette anni, senza patologie e che non aveva assunto mai medicine, ad eccezione della tachipirina per abbassare la febbre? Com'era possibile che fosse successo a un uomo con uno stile di vita sano, senza alcun fattore di rischio ereditario né ambientale? Rivolgo anche a voi adesso queste domande che io mi sono posto allora. E inoltre vi chiedo: "Quanti di voi hanno pensato di condurre una vita sana e poi, all'improvviso, gli è capitato quello che è successo a me?" Beh, la risposta a questa domanda è contenuta in questo manoscritto, che vi permetterà di conoscere i veleni nascosti nella plastica degli alimenti e delle bevande e vi consiglierà tanti rimedi semplici da mettere subito in pratica per ridurne l'esposizione e soprattutto per prevenire future malattie incurabili. Ma partiamo dall'inizio…anzi, oserei dire, partiamo dall'inizio della fine del nostro pianeta!

Tutto ha avuto inizio con l'Età della Pietra e la comparsa dell'uomo sulla Terra (circa due milioni e mezzo di anni fa), poi c'è stata l'Età del Rame (3000-2200 a.C.), a seguire quella del Bronzo (2200-1200 a.C.), quella del Ferro (1200-750 a.C.) e così via, fino a giungere all'Età odierna, che io definirei l'Età della Plastica. Essa segue l'Età Contemporanea, dal 1815 fino all'invenzione del sacchetto di plastica, il simbolo della nuova epoca, attribuita all'ingegnere svedese Sten Gustaf Thulin, che depositò il brevetto nel 1965 per la compagnia Celloplast. L'epoca in cui viviamo, infatti, sarà ricordata dai posteri come il periodo storico in cui gli individui mangiavano plastica e contaminanti vari ceduti dagli imballaggi. Cuciniamo in tegami di plastica (stampi in silicone, carta da forno, pentole con strato antiaderente), ingrassiamo a causa della plastica (sostanze obesogene della plastica), respiriamo plastica (composti della combustione della plastica come le diossine o componenti volatili della plastica), indossiamo plastica (tessuti sintetici), dormiamo su materassi di plastica, viviamo in solidi edifici fatti di plastica, navighiamo con navi di plastica, voliamo con aerei di plastica, ci muoviamo con macchine di plastica, comunichiamo attraverso la plastica (reti, cavi, computer), vediamo attraverso lenti di plastica, i nostri figli giocano con giocattoli di plastica, facciamo l'amore con la plastica (sexy toys) e le parti anatomiche del nostro corpo vengono sostituite da protesi di plastica. Ecco perché ci ammaliamo di malattie incurabili o gravemente invalidanti, pensiamo al figlio che non abbiamo mai avuto a causa dell'infertilità provocata dagli interferenti endocrini della plastica e, infine, accudiamo con tutto l'amore possibile il nostro unico figlio con gravi disturbi neurologici generati dall'esposizione agli interferenti endocrini della plastica. Insomma, la plastica è un male necessario ma comodo, è come un abito sartoriale fatto su misura che, piano piano, si restringe e ci stritola in una spirale mortale. Non mi sorprenderei, a questo punto, se presto ci facessero nascere in uteri di plastica!

"La plastica è un male necessario ma comodo, è come un abito sartoriale fatto su misura che piano piano si restringe e ci stritola in una spirale mortale"

Stiamo assistendo alla plastificazione di tutto. La plastica sta progressivamente sostituendo gli altri materiali in tutti i settori; ha creato un suo impero, che uccide tutte le forme di vita, compresa quella umana, dominando indiscussa su tutto e su tutti. La plastica ha creato dal nulla un suo Continente, il "Pacific Trash Vortex", definito il Sesto Continente[1]. Si tratta di un'enorme discarica di plastica galleggiante, distinta in due isole, che si concentra nei pressi del Giappone e a ovest delle Hawaii, equivalenti a centomila tonnellate di ammasso di plastiche. Ha l'estensione del Canada e gli elementi del mare stanno polverizzando quest'ammasso in nanoparticelle. Queste entrano nella catena alimentare, perché se ne nutrono molluschi, delfini, uccelli marini, tartarughe e, di conseguenza, anche noi umani. Basta mangiare cozze, vongole e ostriche per essere certi di aver ingerito microparticelle e nanoparticelle di plastica che trasportano il loro carico di veleni (il 4% circa è fatto di interferenti endocrini come gli ftalati e i bisfenoli). A causa delle loro piccolissime dimensioni, esse vengono in parte assorbite dal tratto gastro-intestinale e non si sa ancora se, e dove, si accumulano e quali danni potrebbero provocare. Nel 2016 l'EFSA (Autorità Europea per la Sicurezza Alimentare) ha ammesso che non c'è una normativa che regolamenti la presenza di questi nuovi contaminanti sia nelle bevande che nei cibi ed è in attesa di nuovi studi che possano approfondire gli aspetti tossicologici e ambientali, in base ai quali si riserverà di adottare contromisure che possano tutelare la salute pubblica. Intanto, le microplastiche e le nanoplastiche non aspettano! Esse sono entrate anche nel ciclo dell'acqua, poiché la loro componente volatile evapora con l'acqua dei mari, dei fiumi e dei laghi ed è trasportata dalle nubi; sotto forma di precipitazioni atmosferiche penetra negli strati più profondi del terreno e raggiunge le falde acquifere, da cui è captata insieme all'acqua potabile degli acquedotti pubblici e a quella imbottigliata. In uno studio internazionale, condotto da Orbs Media, che ha analizzato 259 campioni di acqua minerale imbottigliata di undici differenti brand, provenienti da quattordici Paesi, localizzati nei cinque continenti, sono state contate ben 325 particelle di plastica per litro d'acqua imbottigliata.

Oggi la normativa europea tutela il consumatore, obbligando il produttore a portare sul mercato alimenti che abbiano contaminanti che rientrino in valori limite considerati tollerabili, ma non tiene conto dell'effetto additivo, sinergico e moltiplicativo che differenti contaminati potrebbero avere sull'individuo che a sua volta, quotidianamente, è esposto a molteplici fonti, quali aria, acqua e cibo. Per farvi comprendere meglio che cos'è l'effetto additivo di un contaminante, vi riporto l'esempio delle molteplici fonti di esposizione di un gruppo di veleni contenuti nella plastica, ormai ubiquitario, i cosiddetti i perfluorocarburi (PFOS, PFOA, PTFE). Essi sono:

- rilasciati dalle pentole antiaderenti in pietra, magari perché durante la frittura di pesce abbiamo usato con troppa veemenza un mestolo di acciaio, che ha raschiato il fondo;
- presenti nel pesce stesso, che è una delle principali fonti di esposizione per l'uomo a questo gruppo di contaminanti;
- respirati e inalati come polveri sottili nelle nostre case blindate a prova di ladro, dove si accumulano intrappolati da porte e finestre performanti a prova di spifferi;
- assorbiti per via transdermica, quando la nostra pelle entra in contatto diretto con le fodere del nostro divano, o del sedile dell'auto, oppure indossando scarpe o indumenti tecnici sportivi ad alta prestazione, tutti trattati con perfluorocarburi impermeabilizzanti.

In definitiva, le varie frazioni di perfluorocarburi, singolarmente, sono al di sotto dei limiti di legge, ma, sommate, potrebbero superarlo e, quindi, rappresentare un grave rischio per la salute pubblica. Questo aspetto lo ritengo un fattore chiave per comprendere come, oggi, la nostra salute sia messa in pericolo nonostante cerchiamo di condurre una vita regolare, attiva e con sane abitudini alimentari. Spesso le leggi non tengono conto che noi siamo degli esseri viventi, non oggetti inanimati o cose, per cui non può valere la regola del valore soglia per kg, litro o superficie di esposizione. Noi ci muoviamo, interagiamo con l'ambiente circostante ogni secondo, ne siamo parte integrante, siamo in un continuo e inevitabile interscambio gassoso, materiale, spirituale con esso, un po' come nel fantascientifico mondo del film "Avatar". È doveroso rimodulare le nostre abitudini alimentari e il nostro stile di vita per ridurre e, addirittura, azzerare alcune importanti fonti d'inquinamento e fattori di rischio. Un'immagine che sa descrivere in maniera efficace la gravità di ogni fonte di esposizione è quella della "goccia che fa traboccare il vaso". Sicuramente non possiamo evitare di respirare l'aria inquinata della nostra città, a meno che non ci trasferiamo tra i ghiacciai del Polo Nord, ma possiamo scegliere di non usare le pentole antiaderenti in perfluorocarburi, proprio per non rischiare di beccarci quella famosa goccia che farà traboccare irrimediabilmente il nostro "vaso-salute". Quindi ogni goccia è importante tanto quanto il vaso stesso, cioè da ogni fonte di esposizione può dipendere il nostro stato di salute. Un discorso a parte andrebbe fatto per la presenza simultanea di più contaminanti che, separatamente, potrebbero essere nei limiti di legge ma che, insieme, potrebbero generare un cosiddetto "sinergismo d'azione negativo", ossia moltiplicare la loro tossicità. Quest'area è ancora del tutto inesplorata dalla Scienza (e di conseguenza anche i legislatori non hanno dei punti di riferimento forti per legiferare in materia), a causa delle innumerevoli variabili in gioco e della complessità dei modelli di studio da adottare per simulare almeno le interazioni più frequenti e pericolose per la salute umana. Per un qualsiasi professionista della salute, le interazioni negative tra sostanze sono un fenomeno reale, scontato, certo. Nel mondo della farmacologia, le interazioni pericolose conosciute, farmaco-farmaco o farmaco-alimento, che potrebbero arrecare danni irreversibili o addirittura portare alla morte, sono migliaia. Per esempio, il succo di pompelmo contiene un potentissimo inibitore

"Ogni fonte di esposizione è come la famosa goccia che fa traboccare il vaso. Basta una sola goccia per far frantumare il nostro "vaso-salute" in mille pezzi"

del più importante sistema enzimatico che, a livello epatico, metabolizza e quindi inattiva i farmaci. Ciò significa che, se un paziente assume regolarmente un farmaco anticoagulante per anni e comincia a bere succo di pompelmo, nell'arco di pochi giorni rischierà di andare incontro a pericolosissimi fenomeni emorragici, perché l'anticoagulante, non essendo più inattivato dal fegato, si accumulerà pericolosamente fino a raggiungere dosi letali. Tutto questo non deve intimorirci! Non dobbiamo vivere con l'ossessione o la paura di ammalarci ma, al contrario, dobbiamo essere consapevoli del bene prezioso che abbiamo avuto in dono da Madre Natura e, quindi, rispettare fino in fondo questo bene: la vita non ha prezzo, non si può vendere, né si può comprare, ma solo salvaguardare. La nuova frontiera della rieducazione alimentare descritta in questo manoscritto vi renderà più forti nelle scelte della vita di tutti i giorni. Se vogliamo cambiare il mondo in meglio, tutti insieme, dobbiamo essere consapevoli che noi siamo il mondo, noi siamo il mercato e noi, con le nostre scelte quotidiane, decidiamo il mercato e il mondo in cui viviamo! Sono certo che quando finirete di leggere questo libro, vedrete il mondo con occhi diversi e prenderete coscienza che la prossima guerra da combattere sarà quella contro la plastica. Inoltre, credo che, per salvare noi e il nostro pianeta, questa guerra dobbiamo affrontarla fin da subito e in questo libro spiegherò come si può fare.

CAPITOLO 1

L'Età della plastica

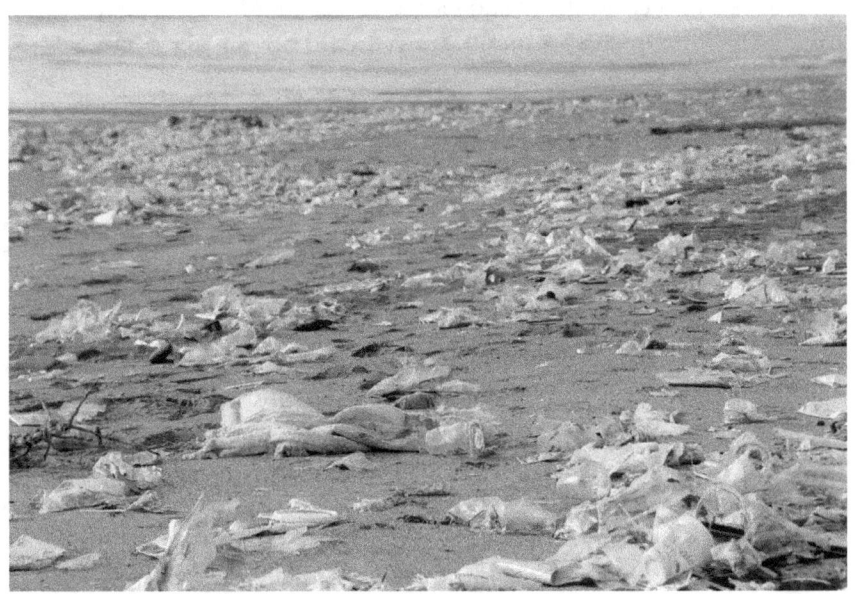

La salubrità degli alimenti nell'Età della Plastica

Circolano sul Web foto di carcasse di poveri animali che vanno incontro a una morte molto dolorosa, dopo aver ingerito, per sbaglio, i nostri rifiuti di plastica abbandonati, perché sono molto simili alle loro prede abituali. È il caso delle tartarughe marine, le quali non si lasciano sfuggire l'occasione di fare un appetitoso banchetto con una medusa che, per la loro dieta, è una leccornia. Purtroppo quella medusa, che galleggia a pelo d'acqua, mossa dalle onde e in controluce, altro non è che una comunissima busta di plastica. Lo stesso dicasi per i gabbiani, voraci predatori e grandi opportunisti, che non si lasciano sfuggire l'occasione di accaparrarsi un pasto facile, come una sardina morta trasportata dalle onde del mare sulla battigia, ma in realtà si tratta solo di un frammento di plastica blu. Ora voi pensate che questi animali non sono così evoluti come noi, per cui a noi non potrebbe mai capitare di ingerire un accendino rosso al posto di un bel pezzo di fiorentina al sangue. Ma vi sbagliate! Le cose non stanno così! È vero che non potremmo mai ingoiare un accendino rosso scambiandolo per una bistecca al sangue, ma se quell'accendino si frammentasse in milioni di pezzi invisibili ai nostri occhi ed entrasse nella nostra catena alimentare, noi mangeremmo con gusto quell'arrosto contenente frammenti di quell'accendino con tutto il suo carico di veleni. Ma non voglio anticiparvi altro, tutto a suo tempo, basta avere un po' di pazienza!

La società di oggi è basata sul consumismo più sfrenato, sulla filosofia "usa e getta", e sui modelli alimentari dei "take away", dei "ready to eat" o dei "fast food". Il nostro tempo è scandito da ritmi asfissianti e incalzanti, per cui siamo sempre più portati a consumare i piatti pronti e precotti o a comprare alimenti porzionati (affettati, carne, pesce, orto-frutta). Tutti i prodotti alimentari che compriamo al supermercato e che arrivano sulle nostre tavole sono, a torto o a ragione, avvolti dal materiale da imballaggio anche per lunghi periodi e in varie condizioni di stoccaggio. La nostra salute dipende dalla genuinità degli alimenti che mangiamo e delle bibite che beviamo, ma la salubrità di cibi e bevande dipende anche dalla tipologia e dai livelli di contaminanti che l'imballaggio cede all'alimento. Nel corso degli anni, il consumatore è sempre più interessato ad acquistare alimenti biologici, vegani ed ecosostenibili esenti da pesticidi, antibiotici, metalli pesanti, ma non ha ancora capito che l'imballaggio, che avvolge quel cibo biologico "supercertificato", potrebbe rilasciare in alcuni casi sostanze teratogene, mutagene e cancerogene. I primi esempi di migrazione pericolosa risalgono agli anni Settanta del secolo scorso, prima con la scoperta che il cloruro di vinile, il monomero utilizzato per la sintesi dei polimeri di polivincloruro (PVC), utilizzato dappertutto (dalle tende da doccia ai raccordi flessibili in plastica degli acquedotti, alle pellicole sottili per alimenti), fosse ad attività cancerogena e mutagena[2] e, in seguito, con la scoperta di molte altre forme di contaminazione (come per esempio il rilascio di acetaldeide dalle bottiglie di PET esposte alle alte temperature estive o il rilascio di piombo dalle lattine di acciaio stagnato o la diossina dalle confezioni di cartone). Queste notizie, che hanno fatto scalpore in quegli anni, hanno dimostrato che gli imballaggi, a diretto contatto con gli alimenti, possono rappresentare un'importante fonte di esposizione a contaminati pericolosi per la salute umana e sono pertanto da regolamentare, studiare e tenere sotto controllo.

Cortometraggio della routine avvelenata di una famiglia italiana media

Per darvi un esempio concreto di quanto finora rappresentato, vi riporto un cortometraggio delle abitudini di una famiglia media italiana, composta da madre, padre e due figli (precisamente uno virgola trentasette secondo gli ultimi dati ISTAT) per farvi capire, cari lettori, in quali e in quanti fonti potenziali di contaminazione e di esposizione ci imbattiamo ogni giorno. La mamma e il papà si alzano presto la mattina e preparano, con tanto amore per i propri figli, la colazione con latte o yogurt e biscotti, contenuti in imballaggi di plastica o in poliaccoppiati, come i brik per le bevande (prima fonte di esposizione). I genitori mettono nello zaino dei bambini la merendina preconfezionata e il succo di frutta (seconda fonte di esposizione) e poi li accompagnano a scuola. I bambini, che usufruiscono della mensa scolastica, usano bicchieri, piatti e posate di plastica monouso, che rilasciano altro contaminante a contatto con i cibi caldi (terza fonte di esposizione). Poi gli stessi bambini mangiano pasta e carne o pesce, confezionati nei loro imballaggi (quarta fonte di esposizione) e che sono premurosamente cotti da un cuoco professionista in pentole rivestite da uno strato antiaderente, che a sua volta rilascia altre sostanze pericolose come i perfluorocarbuti (PFOS, PFOAS) e nanoparticelle di titanio o silicio (quinta fonte di esposizione). Qualcosa di simile accade poi al ritorno da scuola, quando la mamma prepara la cena usando gli alimenti preconfezionati (sesta fonte di esposizione) e li cucina nelle insostituibili pentole antiaderenti (settima fonte di esposizione). Dulcis in fundo, prima di andare a dormire, ai bambini, un po' agitati, viene preparata una bella tisana alla camomilla, immergendo la bustina-filtro di plastica (ottava fonte di esposizione) in acqua bollente. I bambini portano il pannolino, che è fatto di plastica ed è a contatto con la pelle 24 ore su 24 (nona fonte di esposizione via transdermica) e, almeno due o tre volte al giorno, le loro parti intime saranno pulite con le salviette umidificanti, creme antiarrossamento e altri prodotti, tutti rigorosamente in confezioni di plastica (decima fonte di esposizione). Ah, dimenticavo... forse la più importante fonte di esposizione della giornata, l'acqua oligominerale in bottiglia di plastica (undicesima fonte di esposizione). Dal mio cortometraggio si evince che, anche se fossero rigorosamente rispettati i limiti di migrazione specifica per ogni imballaggio considerato, la sommatoria delle sostanze migranti cedute dagli

*"Anche se fossero rigorosa-
mente rispettati i limiti di migrazione specifica per ogni
imballaggio considerato, la
sommatoria delle sostanze
migranti cedute dagli stessi
potrebbe quotidianamente
superare, più e più volte, la
dose tollerabile giornaliera"*

stessi potrebbe quotidianamente superare, più e più volte, la dose tollerabile giornaliera, cioè la dose considerata non tossica per la salute umana, soprattutto per i bambini piccoli! Adesso vi chiedo di seguirmi attentamente, anche negli aspetti più spinosi, come quelli scientifici e normativi, per avere un punto di vista a 360 gradi su una questione così importante per la salute nostra e dei nostri cari.

La Plasticofobia

Il termine plastica deriva dall'aggettivo greco "plastikè" o dal sostantivo "plastikòs", che indica tutto ciò che ha proprietà di modellarsi, plasmarsi, trasformarsi. In effetti, la plastica ha dimostrato di avere una versatilità che è stata la chiave del suo successo rispetto ad altri materiali. Per cui in questo libro conierò un nuovo sostantivo, che, sono certo, purtroppo prima o poi entrerà a far parte del vocabolario della lingua italiana: la "plasticofobia". Premetto che questo manoscritto non ha l'intento, però, di seminare il terrore ogni volta che berrete da una bottiglia di plastica o mangerete da un piatto monouso, ma deve essere uno strumento utile nella vita quotidiana affinché cerchiate di adottare comportamenti che riducano al minimo l'esposizione alle sostanze contaminanti. Inoltre, credo che la conoscenza sia l'arma più potente che una persona abbia per difendersi da questo nemico invisibile. La conoscenza non si può vendere, comprare, né tentare di strappare a una persona ed è alla base della coscienza individuale. Quindi la conoscenza nutre e rende più forte la nostra coscienza, quella vocina che ci accompagna fedele per tutta la nostra vita e ci apre nuove strade che neanche pensavamo che esistessero. Le coscienze individuali consapevoli sono come gocce di rugiada in un deserto privo di vita ma se si moltiplicano, si espandono e si riproducono, possono trasformare quel deserto in un'oasi felice ricca di gioia e di vitalità. Tante coscienze individuali messe insieme creano una coscienza collettiva che, forte della sua moltitudine e diversità, può tutto: rovesciare dittature, fermare guerre insensate, salvare il pianeta dalle nostre attività distruttive e preservare la nostra salute. Un esempio banale, che mi capita di fare spesso, è questo. Se nessuno di noi consumatori fosse più disposto a bere il latte in bottiglie di plastica o in brik, l'industria sarebbe costretta ad adeguarsi, imbottigliando il latte in bottiglie di vetro, un materiale atossico e molto più nobile. La mia speranza è che un giorno si possa trovare al supermercato il latte in vetro, oramai scomparso da qualche anno, perché la grande industria dell'imballaggio non trova più conveniente questo metodo di confezionamento. In fondo, se il latte imbottigliato nella plastica è contaminato un po' da sostanze pericolose per la salute è solo un dettaglio trascurabile che non interessa a nessuno, tantomeno al "dio Denaro"! Secondo me, insieme, possiamo trovare nella plasticofobia, non una paura atavica e distruttiva, ma un monito costruttivo e benefico, una barriera invisibile che diventerà un valido alleato per tentare di avere una vita più sana e longeva.

"Le coscienze individuali consapevoli sono come gocce di rugiada in un deserto privo di vita ma se si moltiplicano, si espandono e si riproducono, possono trasformare quel deserto in un'oasi felice ricca di gioia e di vitalità"

Il dio Imballaggio

Così come per il Dio della Cristianità, che è Uno e Trino, anche il "dio Imballaggio" è uno e trino. Tanto per fare chiarezza possiamo distinguere tre tipologie d'imballaggio (secondo quanto previsto dal Decreto Legislativo 22/1997 art n°35):

- L'imballaggio primario, anche definito imballaggio di vendita, rappresenta l'unità di vendita destinata al consumatore finale come, per esempio, il pacco di pasta o la singola bottiglia di acqua minerale.
- L'imballaggio secondario, detto anche multiplo, è costituito da un raggruppamento di più unità di vendita e non è posto a diretto contatto con il prodotto, come nel caso dell'imballo che contiene più bottiglie di acqua o la scatola di merendine confezionate singolarmente.

- L'imballaggio terziario è quello adibito al trasporto della merce, per esempio i pallet di scatoloni, che facilitano il trasporto della merce e, salvo rare eccezioni, non arriva al consumatore.

L'imballaggio deve espletare contemporaneamente varie funzioni. La principale è di contenere il prodotto finale, proteggendolo da sollecitazioni meccaniche, termiche e da qualsiasi fonte di contaminazione ambientale, garantendo il mantenimento delle caratteristiche igienico-sanitarie, nutrizionali e organolettiche. L'imballaggio ha anche importanti funzioni di marketing perché, nella società del benessere e dell'apparenza, deve rendere il prodotto facilmente riconoscibile al consumatore e promuovere la vendita stessa (silent setter). Inoltre, esso riporta nell'etichetta tutte le informazioni commerciali, di utilità per il consumatore, come le informazioni nutrizionali o svolgere anche specifiche funzioni di tutela per particolari categorie di consumatori, come nel caso dei dispositivi di apertura e chiusura a prova di bambino.

I materiali utilizzati per l'imballaggio alimentare

Essi possono essere di varia natura. Il vetro è stato per anni il principale materiale utilizzato per l'imballaggio primario e la conservazione dei prodotti alimentari, perché è impermeabile, dà ampie garanzie d'igienicità, è inerte ed è totalmente riciclabile. Il vetro ha però dei punti deboli che ne stanno segnando il declino: la fragilità, i costi di produzione e di trasporto. Nel giro di qualche decennio, dunque, il vetro ha mantenuto una presenza significativa solo nel settore delle bevande alcoliche. È però un materiale la cui sicurezza alimentare non ha eguali, perché è costituito da componenti naturali quali silice e ossidi di calcio e sodio (per i vetri trasparenti non colorati) e che non hanno alcun effetto negativo sulla salute.

Poi esistono degli imballaggi cosiddetti cellulosici (carta e cartone), che hanno il vantaggio di avere bassi costi di produzione, sono riciclabili al 100% e leggeri. Hanno, però, una scarsa resistenza all'umidità e alle sollecitazioni meccaniche. Sono usati soprattutto per pane, pasta, biscotti, ma stanno cedendo il passo ai contenitori poliaccoppiati che sono fatti da strati sovrapposti di fogli di materiale plastico, carta e alluminio per ottenere impermeabilità e rigidità tipica dei brik. Questi hanno quasi completamente sostituito i contenitori in vetro per latte, succhi di frutta e vino.

Dal punto di vista della sicurezza alimentare, gli imballaggi cellulo-sici presentano, nella loro matrice, additivi aggiunti come agenti sbian-canti o di collaggio, polimeri e cere per il rivestimento che possono migrare verso l'alimento. Inoltre, bisogna fare molta attenzione agli imballaggi di carta riciclata, come i diffusissimi cartoni per pizza da asporto. Se, per errore, venisse riutilizzata carta plastificata nel processo di produzione del cartone riciclato, il rischio della presenza di sostanze migranti derivate dalla plastica sarebbe molto elevato.

Infine, esistono gli imballaggi metallici. Si tratta di contenitori leggeri, robusti, riciclabili, costituiti da acciaio rivestito da uno strato di stagno o di cromo, usati per le lattine delle conserve vegetali, ittiche e della carne, internamente rivestite da uno strato polimerico (resina epossidica) potenzialmente tossico a diretto contatto con gli alimenti. Molto usato è anche l'alluminio per uso alimentare. I prodotti col supporto di acciaio sono utilizzati per l'imballaggio leggero come i tappi a corona, le capsule e i coperchi, mentre l'alluminio è spesso utilizzato come imballaggio primario per scatole e barattolame, per bibite gassate, carni, birra, olio o in fogli o vassoi rigidi usati soprattutto per soddisfare le nuove tendenze di acquisto come il porzionato fresco e i piatti pronti.

Le materie plastiche

Esse sono sostanze organiche, di origine sintetica, che sono prodotte dal petrolio. Si tratta di composti molto pesanti (ad alto peso molecolare), come i cosiddetti polimeri costituiti da una lunga catena di unità formanti detti monomeri. Nel settore dell'imballaggio alimentare, l'applicazione dei polimeri è relativamente recente rispetto ai materiali passati prima in rassegna, ma la sua crescita è inarrestabile, grazie alle buone proprietà (resistenza agli urti, agli agenti chimici, ecc.), a un basso costo di produzione e trasporto e a una grande versatilità d'impiego. L'industria dell'imballaggio, tra gli anni Ottanta e Novanta del secolo scorso, si è concentrata soprattutto sulla produzione d'imballaggi rigidi mentre, oggi, si assiste all'ascesa degli imballaggi poliaccoppiati flessibili dati dall'unione di diversi materiali. Il mercato italiano dell'imballaggio è fatto di numeri impressionanti. La produzione italiana si attesta su milioni di tonnellate, con un fatturato di decine di miliardi di euro, collocandosi tra i primi dieci Paesi leader nel settore. L'imballaggio degli alimenti rappresenta la quota maggioritaria (più del 50%) tra alimenti e bevande ed è un mercato in continua espansione, se si considera il trend in continua crescita dei prodotti porzionati e preconfezionati come formaggi, salumi, prodotti orto-frutticoli e piatti precotti.

I polimeri plastici più diffusi sono:

- Polietilene ad alta densità con sigla HDPE (buste e bottiglie rigide).
- Polietilene a bassa densità o LDPE (usato nella produzione di film sottili o bottiglie semirigide).
- Polipropilene o PP (piccoli contenitori rigidi).
- Polivinilcloruro o PVC (film e tubi estensibili).
- Polietilentereftalato o PET (contenitori per cibi precotti, congelati, e così via).
- Policarbonato o PC (biberon e contenitori da introdurre in forno).
- Poliammide o PA (pellicole e utensili vari).
- Polistirolo o PS (piatti, contenitori, posate, bicchieri monouso).

I codici indentificativi di riciclaggio delle plastiche

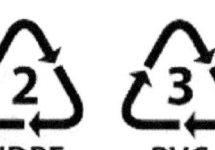
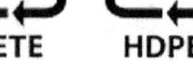

Il codice numerico impresso alla base degli imballaggi all'interno di una figura geometrica, tra le più frequenti l'esagono, il cerchio o il triangolo, i cui lati terminano con la punta di una freccia, accompagnato da sigle (come quella del PET, del PVC, ecc.), identifica il riciclaggio secondo la direttiva europea 94/62/CE e indica la tipologia di plastiche utilizzate e, di conseguenza, le modalità di riciclaggio delle stesse. Per esempio, il numero 1 accompagnato dalla sigla PET indica il polietilentereftalato, il numero 2 accompagnato dalla sigla HDPE indica il polietilene ad alta densità, il numero 3 accompagnato dalla sigla PVC indica il polivinilcloruro, il numero 4 con il LDPE indica il polietilene a bassa densità, il numero 5 con sigla PP indica il polipropilene, il numero 6 con sigla PS indica il polistirolo e infine il numero 7 sta a indicare tutti gli altri materiali plastici non annoverati tra i precedenti. Se cercate sul Web questa notizia, oltre alla spiegazione da me illustrata, molti siti riportano che il numeretto sta a indicare anche il numero di volte che la plastica può essere riutilizzata senza rappresentare un rischio per la salute, prima di doverla cestinare. Ovviamente, si tratta di una "bufala" o notizia falsa che non ha alcun fondamento normativo, né razionale, ma vi assicuro che i siti, che spesso consultate per quesiti anche molto più importanti e che trattano argomenti delicati, da problemi di salute a dilemmi esistenziali, riportano questa "bufala" come notizia certa. Perciò vi prego di fare sempre molta attenzione quando navigate sul Web e cercate sempre di affidarvi a fonti d'informazione autorevoli! Non è vero che la gente in Italia non compra più libri perché non legge più. È vero il contrario: oggi tutti leggono molto di più di prima, ma non comprano libri, perché possono istantaneamente dissipare i propri dubbi, anzi oserei dire, tentano di esorcizzare le proprie paure, cercando le risposte più disparate sulla "Bibbia del nuovo millennio", il Web. Purtroppo, non di rado, si tratta di "bufale" anche molto pericolose, che potrebbero portare a scelte sbagliate, tali da mettere a rischio

"Oggi tutti leggono molto di più di prima, ma non comprano libri, perché possono istantaneamente dissipare i propri dubbi, anzi oserei dire, tentano di esorcizzare le proprie paure, cercando le risposte più disparate sulla bibbia del nuovo millennio, il Web"

la salute degli ignari lettori. Nel caso specifico, riutilizzare una bottiglia di plastica, significa sottoporsi a un rischio di esposizione a sostanze tossiche, che cresce col numero di volte che è riutilizzata. Più volte viene riempita la bottiglia e maggiore sarà la quantità di sostanze tossiche che la plastica cederà all'acqua che beviamo. È inutile dirvi quanta tenerezza mi fanno le persone in fila alle cosiddette "case dell'acqua", spuntate come funghi in tutti i comuni italiani, dove l'acqua dell'acquedotto è sottoposta a tutta una serie di processi chimico-fisici (microfiltrazione, scambio ionico, trattamento UV, filtro a carbone) per migliorarne la composizione e poi... tutto è reso vano dalle bottiglie di plastica, che magari sono riutilizzate da anni!

Vi garantisco, cari lettori, che solo questa notizia vale la spesa che avete sostenuto per l'acquisto del mio libro!

I principi fondamentali a tutela della salubrità degli alimenti a contatto con gli imballaggi

Degno di nota è il Regolamento (CE) n 178/2002 del 28 gennaio 2002 - Legislazione degli alimenti, che istituisce l'EFSA, l'Autorità Europea per la Sicurezza Alimentare. Essa rappresenta l'organismo comunitario autonomo di consulenza scientifica e tecnica, che ha il compito di esprimere pareri scientifici riguardanti la sicurezza alimentare e trasmetterli alla Commissione UE.

Dal punto di vista della sicurezza alimentare, le lunghe catene dei polimeri di plastica, dall'alto peso molecolare, risultano inerti e la loro biodisponibilità (quantità assorbita dal tratto gastro-intestinale, se ingerite) è trascurabile, se hanno dimensioni superiori ai micron, cioè paragonabili a una cellula. Tuttavia, il problema sussiste per la presenza in essi di monomeri non complessati, di sostanze di avviamento della polimerizzazione, dei catalizzatori, solventi, colle, inchiostri, coloranti e additivi vari, per cui nel corso degli anni si è resa necessaria una complessa normativa a tutela della salute pubblica, che sancisce quanto riassunto di seguito:

- Il materiale da imballaggio deve risultare inerte e non alterare la purezza degli alimenti o, comunque, non rilasciare sostanze pericolose per la salute umana.
- I materiali devono possedere documenti che ne attestino l'idoneità e presentare sull'imballaggio il simbolo appropriato, come quello "per alimenti" della forchetta e del calice stilizzati.
- È ovviamente tassativo il rispetto dei limiti di migrazione globale OML (Overall Migration Limit) e dei limiti di migrazione specifica SML (Specific Migration Limit). La differenza tra le due misure sta nel fatto che il primo misura tutte le varie sostanze migranti a prescindere dalla composizione chimica, mentre il secondo parametro indica il limite per una singola sostanza o classe di sostanze. Quest'ultima misura rappresenta la massima quantità di sostanza migrante cedibile dall'imballaggio, che deve comunque essere più bassa della TDI (Dose tollerabile giornaliera), espressa in mg/kg di peso corporeo al giorno, considerata sicura per la salute umana. Mi rendo conto che sto trattando un argomento un po' ostico, ma se si vuole comprendere tutto il teorema legislativo e, soprattutto, le conseguenze che esso ha sulla nostra vita quotidiana è bene, cari lettori, che resistiate ancora un po'. La normativa europea, di fronte a una

situazione da regolamentare in modo specifico, come quella delle matrici che costituiscono gli imballaggi, che possono rilasciare decine e decine di molecole completamente differenti le une dalle altre, ha stabilito che il limite di migrazione globale è di 10 mg/dm^2 di superficie di contatto o di 60 mg/kg per tutte le materie plastiche. Entrambi i valori espressi in unità di misura differenti risultano equivalenti, in quanto si ipotizza che 1 kg di alimento è in contatto con circa 6 dm^2 di materiale di imballaggio. Un altro presupposto per la definizione dei limiti è che ogni persona consumi un chilogrammo di alimento confezionato al giorno, che il peso corporeo medio del consumatore sia di 60 Kg e che non ci siano altre fonti di esposizione delle sostanze migranti oltre gli imballaggi.

- Il materiale da imballaggio, per essere idoneo al contatto con gli alimenti, deve essere prodotto solo da sostanze conosciute e ritenute sane, riportate in appositi elenchi detti liste positive. Queste contengono più di ottocento sostanze, tra additivi e materie prime, che possono essere utilizzate per la produzione della plastica, tutte con i relativi limiti di migrazione specifica da rispettare ed eventuali limitazioni d'impiego per certi usi, basati sui risultati degli studi sperimentali, soprattutto tossicologici, del materiale. Quindi le liste positive vanno sottoposte a una continua revisione, che prevede l'introduzione di nuove sostanze, ma anche la cancellazione o nuove limitazioni d'uso di vecchie sostanze, in base allo stato di avanzamento delle conoscenze in materia. In esse, oltre alla LMS o all'OMS, già viste, che misurano la quantità di sostanza che migra, è introdotto un altro acronimo che è la QM, cioè la quantità massima di sostanza residua ammessa nel materiale, a prescindere se migra o meno. Per esempio, la QM per l'ossido di etilene è 1 mg/kg nel materiale.

- È obbligatoria la verifica della conformità alla normativa per i nuovi materiali. Per verificare la migrazione dei costituenti dei materiali, la normativa stabilisce le modalità, le condizioni e i simulanti da impiegare nelle prove di migrazione. Si tratta di prove di laboratorio standardizzate, che tentano di riprodurre le condizioni reali di utilizzo dell'imballaggio. Il liquido estraente simula le capacità estrattive dei prodotti, che sono distinti in quattro categorie: per esempio, per i prodotti acidi è usata una soluzione all'acido acetico al 3% e per i formaggi come simulante estraente l'olio d'oliva rettificato. I risultati delle prove vanno poi adattati al reale potere estraente degli alimenti presi in considerazione per cui, per il formaggio, il risultato va diviso tre, che è il coefficiente di riduzione per il simulante, perché l'olio di oliva estrae tre volte più efficientemente del formaggio.

I buchi neri del quadro normativo e della scienza

- I parametri convenzionali, che abbiamo visto prima (OML, LMS, QM, TDI, ecc.) si basano su conoscenze scientifiche carenti e incomplete e, spesso, non corrispondenti alla realtà. Questi standard sono inadeguati per calcolare il rischio di esposizione dei sottogruppi di popolazione più fragili, come i bambini, che hanno un peso corporeo medio ben al di sotto dei 60 kg e presentano un sistema immunitario, biochimico e ormonale ancora immaturo rispetto agli adulti. Lo stesso vale anche per i pazienti con insufficienza epatica o renale, che presentano una ridotta funzionalità metabolica (fegato) ed escretiva (rene), fondamentali per neutralizzare ed espellere le sostanze tossiche dal nostro organismo.

- Per quanto concerne l'aspetto tossicologico, sono più o meno noti gli effetti acuti a breve termine dei contaminanti sulla salute, ma non quelli derivati da un'esposizione prolungata di anni o decenni a basse dosi. Inoltre, in alcuni casi, i migranti pericolosi sono sconosciuti perché potrebbero essere il prodotto della degradazione di molecole innocue, d'impurità non previste o non valutate o derivare da pratiche non corrette.

- Ci sono ancora buchi normativi preoccupanti riguardo alla valutazione dei rischi su coloranti, colle, inchiostri e solventi, che non entrano a diretto contatto con gli alimenti e, quindi, non sono sottoposti alla stessa severa normativa degli imballaggi a contatto con gli alimenti. È il caso della stampa degli imballaggi per latticini, che sono immersi nello stesso liquido di conservazione del prodotto.

- La valutazione del rischio per la salute umana dei contaminanti è estrapolata da esperimenti effettuati su animali e non vi è alcuna certezza del fatto che queste sostanze presentino lo stesso profilo tossicologico anche nell'uomo. Questo aspetto viene spesso trascurato, ma l'organismo umano ha caratteristiche biochimiche e tossicologiche peculiari che è impossibile ritrovare in altre specie, se non in quelle dei primati. Oltre alla variabilità di specie, c'è poi una variabilità genetica individuale che rende un individuo completamente diverso da un altro. Molto studiata è la farmaco-idiosincrasia, una risposta pericolosa, a volte letale su base genetica, dipendente dalla presenza di funzionalità enzimatiche assenti o parziali, tali da portare ad accumulare intermedi tossici. Un classico esempio è la reazione idiosincrasica indotta da una classe di antibiotici in disuso, come i sulfamidici, che espongono alcuni soggetti all'anemia emolitica. Si tratta di individui che non esprimono il gene che codifica per la proteina glucosio-6-fosfato-deidrogenasi, enzima fondamentale per controbilanciare la tossicità dei sulfamidici a carico dell'emoglobina, che, ossidata in meta-emoglobina, va in emolisi.

- Nella vita quotidiana del consumatore medio, le fonti di esposizione da sostanze migranti dagli imballaggi sono innumerevoli, e poiché non viviamo in una campana di vetro o su un pianeta lontano dalla Terra come il Piccolo Principe o in un monastero tibetano, a esse vanno sommate altre importanti fonti di esposizione a fattori dannosi quali le polveri sottili, che abbondano nelle grandi città, e più in generale l'inquinamento atmosferico ed elettromagnetico.

- Le decisioni politiche ed economiche sulla gestione di questioni scientificamente controverse dovrebbero sottendere il principio di precauzione. Tale Principio è nato in seno alla Conferenza sull'Ambiente e lo Sviluppo delle Nazioni Unite (Earth Summit) di Rio de Janeiro del 1992 ed è definito come segue *"Al fine di proteggere l'ambiente, un approccio cautelativo dovrebbe essere ampiamente utilizzato dagli Stati in funzione delle proprie capacità. In caso di rischio grave o irreversibile, l'assenza di una piena certezza scientifica non deve costituire un motivo per differire l'adozione di misure adeguate ed effettive, anche in rapporto ai costi, dirette a prevenire il degrado ambientale"*. Tale principio si è poi allargato anche al settore della tutela dei consumatori e alla salute umana in generale. Nel 1992 il Trattato di Maastricht ha introdotto in Europa il principio di precauzione, inserito poi nella Costituzione Europea all'art. II-233, attualmente enunciato all'art.191 del trattato sul funzionamento dell'Unione Europea con il Trattato di Lisbona del 2009.

A questo punto chiedo a voi lettori: "È sempre stato adottato il principio di precauzione dall'Unione Europea?". La risposta è naturalmente No! La questione del glifosato, erbicida ampiamente utilizzato in agricoltura da decenni, rappresenta l'ultimo esempio del mancato rispetto di questo sacrosanto principio. A novembre 2017, i rappresentanti dei Paesi riuniti in comitato d'appello hanno votato a favore del rinnovo dell'autorizzazione all'utilizzo per altri cinque anni, nonostante lo stesso sia stato classificato nel 2015 come probabile cancerogeno dall'agenzia internazionale per la ricerca sul cancro.

CAPITOLO 2

La migrazione dei contaminanti dall'imballaggio agli alimenti

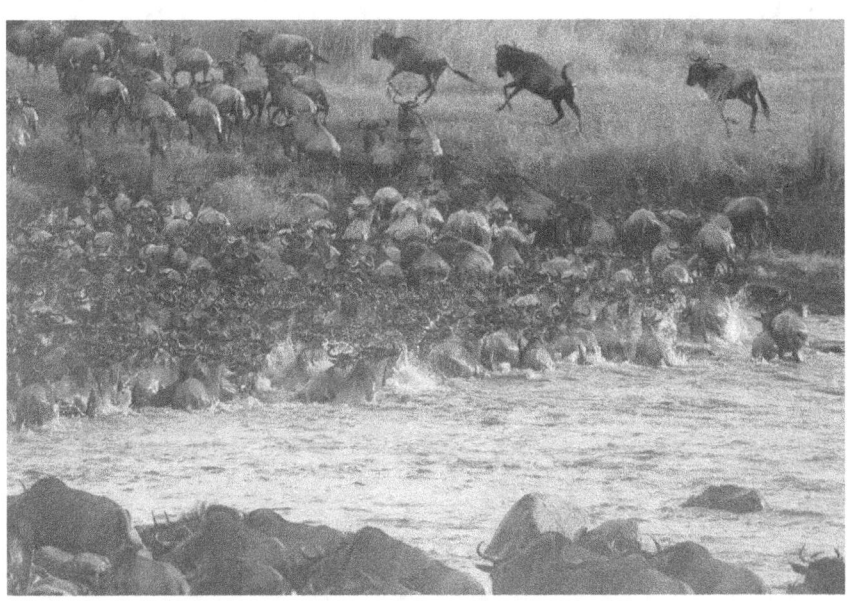

La migrazione dei contaminanti dagli imballaggi

Qualcuno potrebbe farsi questo tipo di domande:

"Com'è possibile, dal punto di vista razionale, che parte della confezione dello snack che mangio ogni mattina possa trasferirsi nella squisita merendina della mia colazione, avvelenandola?"

"È mai possibile che la confezione degli affettati, creata e utilizzata appositamente per tutelare e conservare le caratteristiche igieniche e organolettiche del prosciutto, possa contaminare il prodotto con sostanze tossiche per la mia salute?"

"Come faccio a credere a una cosa del genere quando sono

trent'anni che bevo sempre la stessa acqua minerale della stessa marca e sono in piena salute?" In effetti, ai non addetti ai lavori – i consumatori medi – questo sembra qualcosa di fantascientifico, strano da accettare, quasi alieno. Nei quesiti sopra descritti, entra prepotentemente in gioco il nostro istinto di sopravvivenza primordiale, che oscura la nostra coscienza, spesso inadeguata, troppo ansiosa e pretenziosa per far fronte ad una esistenza già oberata da mille incombenze di lavoro, familiari, esistenziali. È più semplice che la mente decida di accantonare i gravi rischi invisibili e non imminenti, per risolvere i più semplici problemi quotidiani. Il rischio per la nostra salute è spesso silente e strisciante. Ci occuperemo prima del graffio sulla portiera della nostra auto che dei veleni ceduti dagli imballaggi di plastica agli alimenti che ingeriamo.

"È più semplice che la mente decida di accantonare i gravi rischi invisibili e non imminenti, per risolvere i più semplici problemi quotidiani"

Ritornando alla migrazione, riportata nell'immagine all'inizio di questo capitolo, essa è riferita all'epico viaggio che ogni anno un milione di gnu del Serengeti affrontano alla ricerca di nuovi pascoli, seguendo la stagione delle piogge.

La stessa cosa succede nel micro-mondo che è l'alimento imballato. La materia è fatta di atomi, che a loro volta si uniscono a formare molecole, così queste molecole a loro volta si organizzano in macrostrutture che sono i materiali d'imballaggio ed entrano in contatto con le molecole dell'alimento solido o liquido. Quello che succede, e che potremmo vedere se potessimo avere un microscopio sufficientemente potente, è che le singole molecole di entrambi le matrici, imballaggio e alimento, interagiscono tra di loro a tal punto che molecole del materiale dell'imballaggio passano all'alimento (cosiddetta migrazione positiva) e le molecole dell'alimento passano nella matrice dell'imballaggio (cosiddetta migrazione negativa). Il fenomeno della migrazione negativa, solo negli ultimi tempi, è stato oggetto di approfonditi studi ed è particolarmente importante in alcuni settori come quello della somministrazione di farmaci. Infatti, la percentuale di farmaco assorbita dalle plastiche che compongono il sistema di somministrazione, come deflussori, siringhe, cateteri venosi centrali, ecc., è particolarmente importante per capire quanto della dose somministrata al paziente, realmente arriva in circolo. Questo fenomeno è molto interessante anche dal punto di vista nutrizionale, perché alcuni micronutrienti molto preziosi sono sequestrati dall'imballaggio; ma ora affronterò il tema della migrazione positiva, che è spesso indicata con il termine inglese di "leaching". Nel leaching a livello molecolare, alcune sostanze dell'imballaggio, non legate chimicamente alla matrice dell'imballaggio stesso, come alcuni tipi di additivi della plastica usati come agenti scivolanti e antistatici, entrano all'interfaccia in contatto con l'alimento che è in grado di scioglierli e, in questo modo, sono sequestrati dall'alimento stesso. Più il migrante è solubile nell'alimento, più estesa è la superficie di contatto e maggiore sarà l'entità della migrazione. In alcuni casi, è proprio l'alimento con una determinata composizione chimica a favorire la migrazione del contaminante dalla plastica. Di solito, la componente grassa dell'alimento migra nell'imballaggio modificandone le caratteristiche chimico-fisiche e facilitando il passaggio della sostanza migrante dalla plastica all'alimento, come se si creasse una corsia preferenziale, lungo la quale il migrante scivola via con maggiore facilità. È quello che avviene, per esempio, quando le goccioline di grasso del formaggio, penetrando nello spessore della plastica che lo avvolge, aumentano la diffusività della componente migrante con una spiccata lipofilia (proprietà posseduta da alcune sostanze di sciogliersi preferibilmente in grassi, oli e lipidi piuttosto che in acqua). Questo spesso succede per gli additivi plastificanti, come i pericolosissimi ftalati. Per capire meglio, bisogna pensare che il materiale dell'imballaggio non è costituito da una fase statica dove tutte le molecole sono rigidamente poste nello spazio in maniera immutabile, ma è caratterizzato da un perpetuo moto caotico (entropia) di queste molecole migranti che si avvicinano all'interfaccia plastica-alimento. Entrano quindi in contatto con la componente dell'alimento, con cui hanno una maggiore affinità rispetto alla matrice plastica, e passano definitivamente nell'alimento sciogliendosi in esso. Maggiore è la temperatura del sistema a disposizione e maggiore sarà l'entropia del sistema. Maggiore è il tempo di contatto tra alimento e plastica, maggiore sarà la migrazione. Il fenomeno della migrazione, in funzione della temperatura e del tempo, è stato attentamente studiato con l'acqua minerale in bottiglie di plastica (PET) dove, passando da 20 a 30°C, si verifica un aumento fino a nove volte della concentrazione di sostanze migranti dalla plastica e più di quattro volte se la bottiglia è conservata per tre mesi[3,4].

Le nuove plastiche

Per essere più chiaro, ribadisco il concetto in altro modo. Dobbiamo immaginare la plastica come una grande rete tridimensionale, le cui maglie sono i polimeri ad alto peso molecolare (PVC, PET ecc.) intrecciati tra di loro in maniera indissolubile (legami covalenti). Per ottenere una rete così ben fatta e con alcune caratteristiche desiderate, i chimici hanno dovuto aggiungere ai polimeri altre sostanze non legate alla rete polimerica, ma dispersi in essa, i cosiddetti additivi (antistatici, i ritardanti di fiamma, i plastificanti ecc.), che rappresentano le sostanze migranti. Inoltre, ci sono i cosiddetti residui, cioè sostanze di diversa natura che residuano nel materiale in seguito a un'incompleta reazione di polimerizzazione come i monomeri, i catalizzatori e i solventi. Anche questa rete tridimensionale di polimeri di plastica, che sembra indistruttibile, può degradarsi sotto l'azione di pressione, umidità, radiazioni luminose, frammentandosi in pezzetti più piccoli, detti oligomeri, che vengono rilasciati nell'alimento. A tal proposito l'EFSA, nel 2005, ha redatto una procedura per la valutazione e la classificazione delle nuove sostanze, che saranno utilizzate per creare i materiali del futuro, destinati a entrare a contatto con gli alimenti. La prima fase consiste nel misurare l'entità della migrazione della sostanza, espressa in mg/kg di prodotto. Maggiore sarà la quantità di sostanza migrata e maggiori saranno i test previsti per verificarne la tossicità e gli effetti sulla riproduzione, mediante studi sia in vitro sia su modelli animali, di mutagenicità, di assorbimento, distribuzione, metabolizzazione, escrezione. Da tutti questi studi viene redatto un dossier della nuova plastica e, in base ai dati tossicologici, essa verrà inclusa o meno nella cosiddetta "lista positiva" per poi poter essere utilizzata dall'industria dell'imballaggio con eventuali restrizioni d'uso.

Gli additivi delle plastiche più comunemente usati

Tanto per capire l'entità dell'argomento, ci sono ben venti categorie di sostanze aggiunte, dette additivi, per migliorare o favorire una determinata caratteristica del polimero. Inoltre, spesso, c'è poca affinità tra l'additivo e la matrice di plastica in cui è disperso, sia per il basso peso molecolare, sia per le caratteristiche di polarità o solubilità della molecola opposte a quelle del materiale di plastica. Di seguito analizzeremo, in breve, gli additivi più utilizzati: plastificanti, stabilizzanti termici, antiossidanti.

Gli additivi plastificanti vengono aggiunti per conferire flessibilità ed elasticità ai polimeri fragili. È il caso dei polimeri di polivinilcloruro (PVC), che hanno come caratteristica intrinseca di essere molto rigidi. Ma se a essi si aggiungono gli additivi plastificanti, risultano facilmente trasformabili in pellicole sottili e contenitori di ogni forma e volume. I più studiati di questa categoria sono gli ftalati (esteri dell'acido ftalico) e gli adipati (esteri dell'acido adipico). Già negli anni Ottanta e Novanta, numerosi sono stati gli studi[5] che hanno dimostrato che la migrazione degli ftalati dalla pellicola impiegata per il confezionamento risulta rapida e significativa: bastano appena trenta minuti affinché il 25% degli ftalati passi dalla pellicola al formaggio a temperatura ambiente. Lo stesso è stato dimostrato per gli adipati, dove maggiore è la temperatura di esposizione e la composizione in grassi dell'alimento, maggiore sarà la loro migrazione. Dal punto di vista tossicologico, gli adipati sono risultati molto tollerabili, tutt'altra storia è per gli ftalati. Per essi, in generale, sono stati evidenziati effetti nocivi sulla riproduzione, malformazioni fetali (teratogenicità), tumori e leucemie[6]. Per questo sono state apportate, in seguito, delle restrizioni normative d'uso come nel caso del DEHP (di-2-etilesil ftalato), uno dei più usati. Oggi, la normativa permette l'utilizzo del DEHP come plastificante solo in materiali a contatto con alimenti non grassi e con un limite di migrazione specifica di 1,5 mg/kg di alimento. Il DEHP ha dimostrato di essere anche un pericoloso interferente endocrino che, per il suo utilizzo massivo come plastificante per la produzione di PVC, per la produzione di dispositivi medici, imballaggi per alimenti solidi e liquidi (comprese le bottiglie d'acqua minerale), è considerato un contaminante ubiquitario ed è stimato che i livelli di esposizione nell'uomo sono nell'ordine di microgrammi per kg di peso corporeo[6].

Gli stabilizzanti termici vengono aggiunti alla plastica per prevenire la degradazione del materiale polimerico d'imballaggio provocata dal calore. Essi conferiscono una maggiore stabilità termica del polimero, che può essere lavorato con maggiore facilità a temperature più alte, prevenendo eventuali discolorazioni o deterioramenti anche durante la fase di conservazione dell'alimento. Sono ampiamente utilizzati gli oli epossidici di semi e vegetali a livelli compresi tra 0,1 e 27% soprattutto nel polivinilcloruro e nel polistirolo. L'ESBO (Epoxidised Soyabean Oil), l'olio di semi di soia epossidato, viene normalmente impiegato per le guarnizioni in PVC e per i coperchi metallici a vite usati per la chiusura ermetica di bottiglie e vasetti di vetro. Questo additivo può migrare soprattutto in alimenti oleosi e grassi ed essere assimilato dal consumatore. Dal punto di vista tossicologico[7] l'ESBO può arrecare leggere intossicazioni a dosi superiori la dose tollerabile giornaliera, che è pari a 1mg/kg di peso corporeo. Tuttavia, alcuni studi evidenziano come l'esposizione dei neonati all'ESBO può superare la dose giornaliera tollerabile, soprattutto se si fa un uso frequente di vasetti in vetro con guarnizioni in PVC, per cui l'EFSA[7] ha ulteriormente abbassato il limite di migrazione specifica da 60mg a 30 mg/KG. Inoltre, il problema maggiore di questi additivi è che la loro tossicità è strettamente correlata alla loro purezza, dato che il residuo del reattivo di partenza, l'ossido di etilene, è una delle sostanze cancerogene più pericolose.

Gli antiossidanti e gli stabilizzanti della luce vengono normalmente utilizzati per ridurre gli effetti dell'invecchiamento del materiale da imballaggio dovuto all'azione dei radicali liberi dell'ossigeno e dei raggi solari. Il più utilizzato è il BHT (terz-butil-idrossi-anisolo), che ha un buon profilo di sicurezza, mentre i fosfiti aril-sostituiti, sono considerati tossici. Ulteriori studi devono essere ancora condotti per evidenziare eventuali effetti genetici.

Sostanze non addizionate intenzionalmente

Ritornando al concetto della rete polimerica, vi preciso che per costruirla è necessaria una reazione chimica che prevede la polimerizzazione delle unità costituenti, i cosiddetti monomeri. Ma cosa accade se la reazione di polimerizzazione risulta incompleta, per un rapporto di miscelazione errato dei reattivi di partenza, per un errore umano o per il malfunzionamento dell'apparecchiatura o per un imprevisto come un black-out elettrico? Ebbene, si avrebbe una presenza significativa di monomeri od oligomeri, cioè catene più corte dei polimeri, che, in certe condizioni, potrebbero migrare nell'alimento. Inoltre, di solito i monomeri sono sostanze altamente reattive e, perciò, ad alto profilo di tossicità. Sia i reattivi di partenza che gli additivi possono contenere impurità che potrebbero migrare nell'alimento. Spesso, non si conosce il valore soglia delle impurità cancerogene e genotossiche presenti in tracce negli alimenti tale da scatenare un evento avverso o risultano limitate le informazioni disponibili per determinare una quantità giornaliera tollerabile (TDI). I monomeri, gli oligomeri e le impurità sono noti come "sostanze non addizionate intenzionalmente", dall'inglese "Non Intentionally Added Substances" (NIAS), e includono anche i prodotti di usura dei polimeri. Di seguito tratterò, in maniera sommaria, il profilo tossicologico dei composti principali.

- Lo stirene è un idrocarburo aromatico a basso peso molecolare che è altamente reattivo e viene impiegato per la fabbricazione di numerosi tipi di plastiche compreso il polistirene o polistirolo, un polimero termoplastico, che comincia a decomporsi alla temperatura di 270°C. Si tratta di una molecola molto lipofila, che si accumula nei tessuti grassi compreso il sistema nervoso centrale, provocando gravi alterazioni neurologiche. È classificato dalla IARC come possibile cancerogeno insieme al suo metabolita l'ossido di stirene[8]. Lo stirene è stato, inoltre, causa di numerose malattie professionali quali lo sviluppo di asma, e altre forme severe di patologie respiratorie a carico dei lavoratori dell'industria, cronicamente esposti lungo la filiera di produzione.
- Il cloruro di vinile o cloruro di vinile monomero (CVM), di cui già abbiamo accennato nel capitolo precedente, è il monomero utilizzato per il PVC. Si tratta di un composto che non esiste in natura, viene sintetizzato dall'uomo sostituendo un atomo di idrogeno con uno di cloro, aumentandone considerevolmente la sua reattività. A temperatura ambiente e pressione atmosferica è un gas a elevatissima tossicità acuta e cronica. È un cancerogeno riconosciuto[9] ed è correlato ad alcune forme di tumore del fegato.
- Il caprolattame è il monomero del polimero poliammide 6 detto anche "nylon 6", che è un polimero con ottima resistenza agli urti, all'usura e all'abrasione ma è igroscopico e rilascia grosse quantità di oligomeri o monomeri soprattutto a contatto con l'acqua bollente o se destinato a contenere alimenti dopo la cottura[10]. Purtroppo, soprattutto in passato, è stato largamente usato per confezioni destinate al riscaldamento degli alimenti mediante bollitura o forno a microonde. L'esposizione cronica per ingestione può alterare i meccanismi endogeni di termoregolazione[10].
- La melamina (o melammina) è un monomero che, insieme alla formaldeide, polimerizza a formare resine termoindurenti, cioè molto resistenti e indeformabili al calore, frequentemente utilizzate per la produzione di stoviglie e contenitori da cucina soprattutto per bambini, perché non si rompono se cadono a terra, con la conseguenza

di ferire il bambino. La melamina è anche il principale componente del pigmento giallo 150 usato come colorante per inchiostri e plastiche. Purtroppo, la melammina migra a contatto con cibi riscaldati e acidi come pomodoro, aceto e yogurt. Nel 2008, trecentomila bambini cinesi sono stati intossicati da melamina contenuta in alimenti per bambini con almeno sei morti. Nell'uomo, la melammina viene rapidamente metabolizzata in acido cianurico che, legandosi alla melammina libera, forma un composto insolubile (cianurato di melammina), che porta alla formazione di calcoli renali e conseguente blocco dei microtubuli renali. Quindi, i principali segni di intossicazione descritti sono riconducibili a insufficienza renale. Per tale motivo il limite di melammina, presente come monomero negli utensili, stabilito dall'EFSA non può superare 2,5 mg/kg di plastica e la dose giornaliera ammissibile (TDI) è stata ulteriormente abbassata dall'ente europeo a 0,2mg/Kg di peso corporeo nel 2010 rispetto ai precedenti 0,5 mg del 2007. Essa, inoltre, è stata utilizzata in mangimi per animali per aumentare in modo fraudolento il tenore di azoto al posto della più nobile componente proteica.

• Il BPA (bisfenolo A) è il monomero del Policarbonato (PC) e delle resine epossidiche a base di bisfenolo-A-diglicileetere (BADGE). Il PC è un polimero usato direttamente per la produzione di biberon, stoviglie, bottiglie. Le resine epossidiche sono adoperate come rivestimento protettivo interno delle lattine o delle scatolette e per il rivestimento dei coperchi in metallo delle bottiglie o barattoli di vetro. Ma di questo vi parlerò più approfonditamente nel capitolo successivo, poiché il BPA è il più importante interferente endocrino rilasciato dalle plastiche negli alimenti.

Altri contaminanti: adesivi e inchiostri

Oltre agli additivi e ai monomeri residui presenti nelle platiche da imballaggio, esistono altre fonti di contaminazione degli alimenti come gli adesivi e gli inchiostri.

Le colle e gli adesivi più utilizzati sono di tipo poliuretanico. Essi si ottengono dalla polimerizzazione del monomero anilina in presenza di un catalizzatore. Se però risultasse errato il rapporto di miscelazione tra i reattivi o ci fossero degli errori legati a un cattivo funzionamento delle apparecchiature usate, alla fine del processo si potrebbe avere un'elevata percentuale residuale di ammine primarie altamente tossiche. Un'altra fonte di esposizione deriva dalla decomposizione delle colle poliuretaniche che liberano monomeri isocianici; queste, reagendo con l'acqua, originano le ammine aromatiche primarie. Le ammine aromatiche, come l'anilina, vengono rapidamente assorbite e agiscono nel sangue trasformando l'ossiemoglobina in meta-emoglobina, inadatta alla funzione respiratoria. L'anilina, di per sé, non è cancerogena, ma lo diventa dopo metabolizzazione epatica in derivati altamente reattivi. Inoltre, le ammine primarie sono cancerogeni riconosciuti per l'uomo, la cui esposizione è considerata un fattore di rischio per vari tipi di tumore (vescicale, renale ed epatico). A tal proposito, ricordo che intorno al 1950 ci furono un centinaio di casi di tumori della vescica tra i dipendenti della fabbrica di coloranti e vernici l'IPCA di Ciriè[11]. La direttiva EU 2001/62/EC ha fissato un limite di migrazione specifica per le ammine aromatiche primarie originate da poliuretani.

Un altro caso preoccupante, ampiamente riportato dalle cronache dell'epoca nell'inverno del 2005, è stato quello dell'ITX (isopropil-tioxantone), un coadiuvante del fissaggio degli inchiostri, ritrovato persino nelle confezioni di brik contenenti latte per neonati, in seguito a un'inchiesta che ha portato al sequestro di trenta milioni di litri di latte per bambini. La confezione di brik (o poliaccoppiato), generalmente utilizzata, è costituita, partendo dallo strato interno a contatto con gli alimenti verso l'esterno, da tre strati di polietilene, uno di alluminio (presente solo nelle confezioni asettiche) interposto tra il primo e il secondo strato di polietilene, uno di cartone, che dà rigidità alla confezione e uno esterno di polietilene che impermeabilizza completamente la confezione. L'ITX è un catalizzatore che viene utilizzato per accelerare l'indurimento degli inchiostri da stampa applicati sulle superfici esterne plastificate molto lisce e difficili da trattare con i normali inchiostri. Il fissaggio della stampa avviene tramite l'irraggiamento con raggi ultravioletti della superficie stampata. La fonte luminosa attiva il catalizzatore che fissa immediatamente l'inchiostro sulla superficie. Nella fase successiva, la stampa viene ricoperta da un ulteriore strato di polietilene. Il lungo foglio di polietilene stampato da un lato con l'ITX viene avvolto su sé stesso attorno a un supporto cilindrico. In questo modo la parte esterna del foglio collide con quella interna, quella destinata a venire a contatto con gli alimenti, su cui migra l'ITX, che, in questo modo, può facilmente migrare nell'alimento. In seguito alle numerose segnalazioni, in tutta Europa, sulla presenza dell'ITX nelle confezioni di brik o poliaccoppiato, la Commissione Europea ha chiesto un parere tecnico all'EFSA sui possibili rischi per la salute associati all'esposizione da ITX. È emerso che i prodotti alimentari contenenti composizione in grassi come latte e derivati avevano una maggiore percentuale di ITX (fino a 250 microgrammi per litro) rispetto a soluzioni acquose come i succhi di frutta. Nonostante sia stato individuato il gruppo di neonati non allattati al seno quale popolazione particolarmente a rischio per questa esposizione, i risultati di genotossicità non hanno dimostrato alcun rischio a valori di ITX riportati. Va tenuto in considerazione che, oltre all'ITX, vengono usati in miscela altri coadiuvanti del fissaggio che appartengono per lo più alla classe dei benzofenoni, i cui rischi per la salute non sono ancora noti. In sostanza, anche sistemi molto complessi multistrato e multimateriale possono subire il fenomeno della migrazione di sostanze da imballaggi, inchiostri e colle.

Bisogna solo sperare che vengano effettuati rigorosi controlli a monte e a valle della filiera di produzione dagli enti preposti e che la Scienza, che rincorre faticosamente l'economia, sia sufficientemente rapida da darci una conoscenza esaustiva, almeno dal punto di vista tossicologico, di tutte quelle sostanze che migrano negli alimenti, anche se non a diretto contatto.

CAPITOLO 3

Gli interferenti endocrini

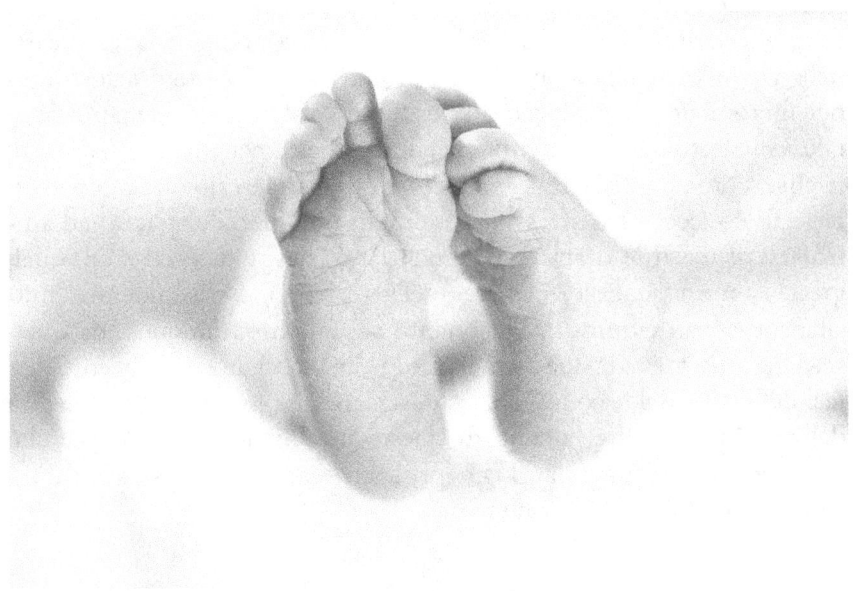

La teoria delle origini dello sviluppo della salute e della malattia (Developmental Origins of Health and Disease, DOHaD)

Vi introduco questo argomento perché, a mio avviso, risulta molto interessante per comprendere poi il rischio che l'esposizione agli interferenti endocrini potrebbe rappresentare per la nostra salute[12]. Prima di tutto vi spiego che cosa è l'epigenetica: essa è la scienza che studia le alterazioni che riguardano il DNA (la molecola che racchiude il nostro patrimonio genetico) e che poi ne modificano la sua espressione (produzione di proteine), influenzando in maniera significativa lo stato di salute di ogni individuo. Le modifiche a carico del DNA non riguardano però la sequenza delle basi (cioè la sua struttura chimica), ma solo la sua espressione, cioè la sintesi di proteine funzionali coinvolte in tutti i meccanismi che regolano la nostra salute. È come recitare ad alta voce una frase, leggendo una parola sì e una no oppure partendo dall'ultima parola e andando a ritroso. In effetti, il testo rimane sempre lo stesso (uguale sequenza di basi del DNA), le parole sono le stesse (stessa capacità di espressione genica), ma il risultato è completamente diverso (salute o malattia). Allo stesso modo, i cambiamenti epigenetici hanno inizio nella vita prenatale, qualora la futura mamma, ancora prima del concepimento, fosse gravemente esposta a fattori di rischio quali lo stress, carenze o abusi nell'alimentazione ed esposizione agli interferenti endocrini[12]. I cambiamenti epigenetici continuano a verificarsi nella vita neonatale, durante l'embriogenesi quando il feto è custodito nell'utero materno, e persistono per tutta l'esistenza nella vita post-natale. Gli effetti dei mutamenti epigenetici si sommano ad altri fattori di rischio, come uno scorretto stile di vita (dieta ipercalorica, poco esercizio fisico, eccessivo stress, ecc.) e predispongono il soggetto ad ammalarsi di malattie oramai endemiche nei Paesi industrializzati, quali ipertensione essenziale, diabete mellito di tipo 2, dislipidemia, fino all'insorgenza dei tumori. Per quanto sopra detto, dunque, una qualsiasi malattia prevede due step: il primo che ha origine nelle primissime fasi della vita, e il secondo step che riguarda un po' tutto il prosieguo dell'esistenza; inoltre, alcune di queste modifiche epigenetiche, che possono causare gravi patologie, possono essere trasmesse alla futura generazione (trasgeneration effect).

Infertilità maschile e abortività precoce causati dai contaminanti della plastica

Mia nonna ha avuto undici figli, l'ultimo a quarantatré anni. Se prendiamo come esempio la generazione delle coppie fertili nella prima metà del Novecento, molte avevano più di tre figli e in alcuni casi, non tanto sporadici, superavano i cinque figli con donne che portavano a compimento la gravidanza anche dopo i quarant'anni. Tutto è cambiato nella seconda metà del secolo scorso; infatti, con l'avanzare del benessere e dell'emancipazione femminile, si è registrato un calo delle nascite tale che, oggi, sono tantissime le coppie che per avere figli ricorrono ai metodi messi a disposizione dalla Scienza, dalle pratiche dell'inseminazione artificiale fino all'affitto dell'utero eterologo. Siamo sicuri che le donne non abbiano più voglia di procreare? È tutta colpa dell'emancipazione femminile e della precarietà del lavoro giovanile? Sicuramente le cause sono tante: lo stress e l'età della donna sono due importanti fattori di rischio, ma io credo che uno dei più sottostimati fattori di rischio sia rappresentato dagli interferenti endocrini, un'ampia classe di composti che, con l'industrializzazione selvaggia, sono diventati ubiquitari e hanno favorito l'insorgenza di patologie, che, fino a cinquanta anni fa, erano sconosciute e impensabili e che sono, oggi, un campanello d'allarme socio-sanitario[13]. Le anomalie nei cicli mestruali, la pubertà precoce, l'infertilità maschile, l'abortività precoce, la poliabortività, i parti pretermine, le patologie uterine come l'endometriosi, le malformazioni dell'apparato riproduttivo, rappresentano una parte importante di queste patologie. La fase dell'organismo più sensibile all'azione degli interferenti endocrini è sicuramente quella riproduttiva, che va dalla produzione dei gameti allo sviluppo intrauterino e post-natale della progenie[14]. Infatti, l'organismo in via di sviluppo può trovarsi esposto a dosi di interferenti endocrini innocue per l'adulto ma nocive per il feto, considerando le sue piccole dimensioni. I potenziali bersagli degli interferenti endocrini sono tutti quegli organi e tessuti in cui sono presenti recettori specifici per gli ormoni tiroidei e steroidei. Sono convinto che nel corso di laurea di Medicina e Chirurgia, nei corsi di specializzazione in Ginecologia e nei centri poliabortività, andrebbero previsti dei corsi di approfondimento e di aggiornamento sugli interferenti endocrini.

"Sono convinto che nel corso di laurea di Medicina e Chirurgia, nel corso di specializzazione in ginecologia e nei centri poliabortività, andrebbero previsti dei corsi di approfondimento e di aggiornamento sugli interferenti endocrini"

I Bisfenoli

Tra gli interferenti endocrini più impattanti sulla salute umana ricordiamo gli eccipienti plastificanti come i Bisfenoli, tutti caratterizzati da una struttura di base a due anelli di tipo fenolico e sono il BPA, il BPB, il BPF, il BPAF, il BPS, la resina epossidica (BADGE). L'esposizione al BPA è oramai una cosa accertata da numerosi studi[13-15]: più del 90% dei soggetti, a cui è stato misurato il BPA nelle urine, è risultato positivo negli USA, in Germania e in Canada. L'esposizione ai bisfenoli è dovuta principalmente all'impiego del BPA come monomero per la sintesi del policarbonato, materiale per la produzione dei contenitori di plastica per alimenti, per la sintesi di resine epossidiche (BADGE), utilizzate come componente di rivestimento protettivo interno dei contenitori per alimenti e bevande come le lattine di acciaio, allo scopo di proteggere le superfici metalliche dall'azione corrosiva di alimenti acidi o basici e, contemporaneamente, evitare la cessione dei metalli all'alimento. Le resine vengono usate anche come rivestimento per i coperchi in metallo di barattoli e bottiglie di vetro. Inoltre, il BPA e il BADGE sono ampiamente utilizzati come additivi antiossidanti o allo scopo di neutralizzare le eccedenze di acido cloridrico nel corso della produzione del PVC. Si stima[13] che più del 90% dell'esposizione al BPA deriva dal cibo, sia mediante il fenomeno della migrazione, sia attraverso altri meccanismi secondari. Considerevoli quantità di BPA sono state trovate in vari tipi di prodotti freschi, perché probabilmente venivano irrorati con pompe di plastica[15].

Il policarbonato, importante fonte di esposizione al BPA, ha visto negli ultimi anni una diffusione esponenziale per le sue caratteristiche come le proprietà ottiche, la sua resistenza ai comuni solventi e la sua elevata stabilità termica fino a 310°C. Perciò, è stato ampiamente utilizzato nella produzione di imballaggi destinati a essere riscaldati, piatti e posate oltre che tettarelle, biberon e altri materiali plastici per l'infanzia. Alcuni studi[13] hanno evidenziato che i biberon in PC, usati ripetutamente, tendono a rilasciare maggiori quantità di BPA rispetto ai biberon nuovi, per cui non sono più consentiti in tutta Europa. In Francia la legislazione risulta più restrittiva per il BPA, che è stato completamente vietato per il packaging alimentare. I bisfenoli pur non avendo una struttura steroidea, cioè simile a quella degli ormoni endogeni, presentano delle analogie strutturali che permettono loro di interferire proprio con l'attività degli estrogeni di origine endogena sui tessuti bersaglio. È stato dimostrato che il BPA è in grado di legarsi ai recettori steroidei nucleari, inducendo importanti modifiche dell'espressione genica[16]. L'affinità di legame del BPA per il recettore degli estrogeni (ormoni femminili) è migliaia di volte più debole rispetto agli estrogeni endogeni e questo dato ha tratto in inganno gli studiosi che ritenevano la sua azione quasi trascurabile. Tuttavia, i risultati di ulteriori studi[17-22] sul meccanismo d'azione del BPA, hanno dimostrato che questa molecola attiva risposte cellulari a concentrazioni molto basse e attraverso vie molteplici, oltre che mediante legame con il recettore degli estrogeni. Il BPA, oltre ad avere effetti estrogeno-simili, ha anche una forte attività anti-androgenica (contro gli ormoni maschili). Infatti il BPA è in grado, in maniera diretta, di spiazzare il 5-alfa-diidrotestosterone dal suo recettore androgenico e, in maniera indiretta, riduce la biosintesi del testosterone del 25%. Inoltre il BPA agisce sulle giunzioni intercellulari, nelle cellule di Sertoli, fondamentali per la spermatogenesi riducendole o alterandone la localizzazione[18], per cui interferisce negativamente anche sulla fertilità maschile e sull'omeostasi del tessuto prostatico testosterone-dipendente. L'esposizione agli analoghi del BPA (Bisfenolo F, Bisfenolo AF, Bisfenolo S), che la grande industria dell'imballaggio ha usato per sostituire il BPA (laddove troviamo sulle confezioni scritto "BPA-free"), presenta gli stessi eventi avversi del BPA sul sistema riproduttivo[22]. Il BPA viene metabolizzato dagli enzimi epatici in derivati chinolonici che, a loro volta, sono in grado di intercalarsi tra le coppie adiacenti di DNA o di legarsi irreversibilmente (covalentemente) con esso, formando addotti che possono indurre danni irreversibili di instabilità genetica, mutazioni e aberrazioni proprio nella fase della organogenesi. Esposizioni a basse concentrazioni di BPA sono in grado di ossidare le basi di DNA, preludio a lesioni cancerogene[19]. Inoltre, tutti i disordini endocrini indotti dal BPA possono giocare un ruolo importante nella patogenesi[16,20] di tumori ormono-dipendenti come quelli della mammella, dell'ovaio e della prostata. Un altro meccanismo di interferenza ormonale del BPA è rappresentato dalla sua capacità di sopprimere l'attivazione di geni regolati dagli ormoni tiroidei[21], fondamentali per il normale sviluppo cerebrale soprattutto durante la vita fetale e neonatale. Inoltre, sono stati riscontrati livelli sierici di BPA più elevati in donne affette dalla sindrome dell'ovaio policistico o storie di poliabortività[22]. Nel 2015, l'EFSA ha ridotto ulteriormente la dose tollerabile giornaliera per neonati, bambini e adolescenti da cinquanta microgrammi a quattro microgrammi per kg di peso corporeo al giorno, a causa dei nuovi preoccupanti effetti tossicologici e delle aumentate fonti di esposizione come polveri, cosmetici e carta termica per scontrini, come le ricevute rilasciate dai bancomat e quelle delle carte di credito.

Gli Ftalati

Già trattati nel capitolo precedente come additivi plastificanti, gli ftalati sono piccole molecole che riescono facilmente a superare la barriera placentare e, una volta metabolizzati nei corrispettivi monoesteri dal fegato, vengono eliminati in ventiquattro ore nelle urine per cui non si accumulano. Essi possono interferire[24] con il meccanismo di azione e il metabolismo di ormoni androgeni, tiroidei e glucocorticoidi. Come agenti antiandrogenici, riducono la produzione del testosterone testicolare spegnendo i geni coinvolti nella steroidogenesi. Inoltre, possono ridurre la concentrazione degli ormoni tiroidei nelle donne gravide e nei bambini, antagonizzando il legame dell'ormone T3 al suo corrispettivo recettore, riducendo il riassorbimento cellulare del T3 e i meccanismi di trascrizione a valle del recettore stesso. È ben documentato[24] che gli ftalati sono in grado di inibire l'enzima che disattiva selettivamente il cortisolo. Esposizioni prenatali e neonatali agli ftalati sono associate all'aumentato rischio[24] della sindrome da deficit di attenzione e iperattività, autismo, ridotto quoziente intellettivo.

PFOA, PFOS, PTFE, PFAS (Perfluorocarburi)

Tutti i composti di questa classe sono generalmente indicati con l'acronimo inglese di PFAS. Le molecole più note al pubblico sono il PFOS (perfluoroottanosulfonato), il PFOA (acido perfluoroottanoico) e il PTFE (politetafluoroetilene), detti anche perfluoroalchilati o perfluorocarburi. Essi sono insolubili sia in acqua, sia negli oli o grassi e resistenti ad altissime temperature. Questa caratteristica li rende composti eccezionali dal punto di vista delle applicazioni industriali, dai rivestimenti delle pentole antiaderenti, ai tessuti impermeabili, all'abbigliamento tecnico (come quello per trekking o sport acquatici o di alta montagna), ai prodotti per la pulizia dei vetri, ai rivestimenti antiaderenti delle pentole, ai rivestimenti impermeabili di carta e plastica, agli spray idrorepellenti o antimacchia, alle cere per pavimenti, ai cosmetici. Purtroppo, il risvolto di questa medaglia è quello di aver creato una classe di composti che persistono per parecchio tempo in natura e vanno incontro a un lentissimo processo naturale di distruzione o degradazione. Nel corso degli ultimi cinquant'anni, a partire dal TEFLON (nome commerciale del PTFE), poi dai più moderni PFOS e PFOA, l'ambiente si è altamente saturato di questi composti anche grazie ai sottoprodotti di scarto dei processi industriali. Il loro smaltimento non è stato opportunamente valutato dal punto di vista dell'impatto ambientale, tanto che ormai essi sono ubiquitari in natura e hanno addirittura raggiunto anche habitat, apparentemente incontaminati, come il Polo Nord. I perfluorocarburi, infatti, sono stati recentemente ritrovati anche nel sangue degli orsi polari, probabilmente perché una delle principali fonti di questi composti è rappresentata dai pesci che fungono da serbatoio vivente lungo la catena alimentare di uomini e animali[23]. Essi sono così ubiquitari che, trasportati dagli agenti atmosferici, hanno contaminato la terra; si sono adsorbiti (cioè legati) alle polveri sottili che dominano nelle nostre città sempre più inquinate, entrano nelle nostre case e si accumulano quanto più teniamo le finestre chiuse, soprattutto d'inverno. Inoltre, sono presenti come contaminanti nelle acque potabili, a meno che non usiamo dei sistemi di filtrazione specifici e negli alimenti. Il legame carbonio-fluoro rende questi composti estremamente resistenti agli sbalzi termici, agli agenti chimici e biologici, per cui risultano persistenti nell'ambiente e si bioaccumulano nei nostri tessuti adiposi dai cinque ai sette anni[23]. Sono in grado di attraversare facilmente la barriera placentare[23] e inducono mutazioni epigenetiche[24] tali da attivare l'espressione del gene dei recettori PPAR alfa e gamma, strettamente coinvolti nella differenziazione cellulare del tessuto adiposo e nell'incremento della massa grassa. Hanno la capacità di inibire la degradazione enzimatica dei glucocorticoidi, per cui sono considerati un fattore di rischio di obesità e malattie dismetaboliche. I PFOA sono stati classificati come sostanze cancerogene di tipo 2B dalla IARC. Questo significa che tali sostanze risultano essere cancerogene per gli animali, ma non sono state trovate sufficienti evidenze per quanto riguarda l'uomo[23-24]. I livelli osservati negli animali selvatici sono risultati sufficienti ad "alterare i parametri della salute" e possono causare tumori, ritardi dello sviluppo fisico, ritardi della crescita, alterazioni del sistema endocrino, mortalità neonatale. Tuttavia, alcuni studi[23-24] condotti sull'uomo hanno messo in evidenza l'insorgere di problemi a livello epatico e ormonale e un aumento del colesterolo correlato a una prolungata esposizione ai PFOAS. L'EFSA ha fissato i limiti giornalieri di assunzione del PFOA a 150 nanogrammi per chilogrammo corporeo e a 1,5 microgrammi per peso corporeo per il PFOS. Per quanto riguarda il PTFE, si ritiene che esso non presenti alcun rischio di tossicità se non si superano temperature superiori ai 260°C, oltre le quali la pirolisi libera gas fluorurati nocivi, che potrebbero essere letali entro poco tempo per i piccoli uccelli domestici (pappagallini, canarini) e causare gravi irritazioni alle prime vie respiratorie negli esseri umani. Il rischio di esposizione a gas tossici è reale se si mette a riscaldare la pentola in PTFE vuota su fiamma alta, perché in pochissimi minuti si potrebbero facilmente superare i 260°C. Lo stesso accade se vengono utilizzati oli da cucina con punti di fumo superiori alla temperatura soglia, come l'olio di cartamo e di avocado.

I BFR (ritardanti di fiamma bromurati)

I BFR sono miscele di additivi usati in percentuale dal 10 al 30% come ritardanti di fiamma, cioè per ritardare l'estendersi di fiamme, in caso di incendio, in prodotti altamente infiammabili come plastiche, tessuti e dispositivi elettronici. Li ritroviamo nelle schiume di poliuretano delle imbottiture dei sedili delle auto, dei materassi e simili. Il loro impiego è particolarmente diffuso anche nella produzione di mobili, tendaggi, moquette, prodotti naturali in lattice o cotone con caratteristiche ignifughe e apparecchiature elettroniche, nelle quali dal 2006, ai sensi della Direttiva 2002/95/CE, è stato vietato il loro utilizzo. I ritardanti di fiamma bromurati sono oramai ubiquitari e sono presenti anche come contaminanti adsorbiti sulle polveri domestiche. Si tratta di una classe eterogenea di sostanze estremamente stabili, che tendono ad accumularsi nei tessuti grassi degli organismi a vari livelli della catena alimentare e sono dei potenti interferenti endocrini tiroidei che alterano il normale sviluppo neurologico e neurocomportamentale nei bambini. Molti di essi sono stati vietati in Europa o hanno pesanti limitazioni d'uso, ma l'industria della plastica li ha rapidamente sostituiti con nuove molecole, su cui l'EFSA non è ancora in grado di effettuare una completa caratterizzazione dei rischi. Sono emersi, per esempio, dati convincenti sulla genotossicità e cancerogenicità dei ritardanti di fiamma emergenti come il tris(2,3-dibromopropil) fosfato e il 2,2-bis(bromometil)-1,3-propanediolo (DBNPG), che saranno sottoposti a ulteriori approfondimenti atti a verificare il loro impatto sull'ambiente e sugli alimenti.

Il circolo vizioso degli obesogeni

Alcuni ftalati, quali il di-iso-nonil-ftalato (DiNP), il di-iso-decil-ftalato, e due analoghi aromatici di-etilen-glicol-dibenzoato (DiDP) e il tri-m-cresil-fosfato (TMCP) usati diffusamente come additivi plastificanti e considerati più sicuri del BPA, giocano un ruolo importante come interferenti endocrini e metabolici, andando a modificare l'organogenesi e inducendo una differenziazione cellulare delle cellule stromali multipotenti in tessuto adiposo anziché in muscoli, ossa e cartilagini. Inoltre, la loro interazione con i recettori pro-adipogenici PPAR gamma[24] può provocare un accumulo di lipidi negli adipociti. A lungo andare, si instaura quello che è stato definito come il "circolo vizioso degli agenti obesogeni", che è difficile interrompere; infatti, più l'individuo è esposto nel corso della sua vita agli agenti obesogeni e più tende a ingrassare, più è grasso e maggiore sarà la quantità di agenti obesogeni che tenderà ad accumulare nel tessuto adiposo: ecco il motivo per cui più si è grassi e più si tende a ingrassare[25]. Questo particolare meccanismo fisio-patologico non viene in alcun modo considerato né menzionato da nessun diabetologo, dietologo o guru della dieta, ma risulta fondamentale per inquadrare la predisposizione genetica a ingrassare[26] nella sua complessità. In definitiva, ci troviamo di fronte a un fattore interno dato dai cambiamenti dell'epigenoma fetale (anomala metilazione del DNA, anomala espressione del micro-RNA e modificazione a carico degli istoni), ma anche di fronte a fattori esterni ambientali, come l'esposizione a interferenti endocrini e metabolici, siano essi ftalati, bisfenoli o altre sostanze migrate dagli imballaggi, che inducono le mutazioni epigenetiche tipiche del cosiddetto fenotipo parsimonioso (thrifty phenotype), tipico degli obesi. In questi soggetti, le mutazioni epigenetiche incrementano il tessuto adiposo fino ad aumentare i livelli di acidi grassi liberi in circolazione che, a cascata, riducono la capacità del fegato e dei muscoli di assorbire, metabolizzare e conservare il glucosio, il quale, a sua volta, induce un'aumentata secrezione pancreatica di insulina e, quindi, si instaura la resistenza insulinica. In questo quadro disastroso, la lipolisi del tessuto adiposo libera

"Più l'individuo è esposto nel corso della sua vita agli agenti obesogeni e più tende a ingrassare, più è grasso e maggiore sarà la quantità di agenti obesogeni che tenderà ad accumulare nel tessuto adiposo"

altri acidi grassi che il fegato immagazzina come trigliceridi e si va incontro a una steatosi epatica.

Correlazione tra esposizione agli interferenti endocrini, obesità e anomalie dello sviluppo intellettivo nei bambini

È stata dimostrata una forte correlazione[25] tra obesità e disturbo dello sviluppo intellettivo nei bambini; entrambe le patologie condividono le stesse vie neuroendocrine che potrebbero essere seriamente compromesse dall'azione sinergica di più classi di interferenti endocrini, che agiscono a diversi stadi e con differenti meccanismi. Sono purtroppo numerosi gli studi[25-27] che mettono in stretta correlazione l'esposizione prenatale al BPA ubiquitario e il rischio aumentato di anomalie dello sviluppo intellettivo. Inoltre, il rischio di obesità infantile[27] aumenta in seguito ad esposizione prenatale da PFAS. Infatti il feto, il neonato o il bambino, che hanno un sistema metabolico poco efficiente e sono soggetti a processi sincronizzati di differenziazione, proliferazione e migrazione cellulare ormono-dipendenti, sono particolarmente vulnerabili all'azione degli interferenti endocrini, che alterano la normale omeostasi ormonale responsabile dello sviluppo fisiologico di tutti i tessuti[27]. Anche la tiroide gioca un ruolo[25-27] importantissimo nelle fasi dell'organogenesi del sistema nervoso. Variazioni poco significative degli ormoni tiroidei materni durante la gravidanza sono associate a un ridotto sviluppo intellettivo del bambino o altri disturbi come la ADHD (Attention Deficit Hyperactivity Disorder) ovvero la sindrome di perdita di attenzione e iperreattività o a un aumentato rischio di autismo[27].

Conosci, riduci, previeni gli interferenti endocrini

L'argomento degli interferenti endocrini è così attuale e scottante che molte delle istituzioni europee e nazionali stanno cercando di affrontarlo per sensibilizzare l'opinione pubblica. Non ultima è l'iniziativa del marzo 2014 dell'Istituto Superiore di Sanità, in collaborazione con il Ministero dell'Agricoltura, che ha presentato il decalogo per il cittadino dal titolo "Conosci, riduci, previeni gli interferenti endocrini" scaricabile all'indirizzo www.miniambiente.it. L'obiettivo è quello di informare i cittadini in merito ai rischi derivati dall'esposizione agli interferenti endocrini e sulle possibili iniziative da adottare per la riduzione e la prevenzione dei rischi. Si tratta a mio avviso di un tentativo nobile, ma mi sarei aspettato proposte più incisive. In questo decalogo, si consiglia di non usare contenitori per alimenti in plastica usurati, i monouso, le pentole antiaderenti usurate, limitare l'uso di indumenti con trattamenti opzionali antimacchia o idrorepellenti, materiali in PVC contenente il DEHP, aerare i locali il più possibile, usare la carta oleata o le pellicole per alimenti secondo le condizioni di utilizzo del produttore, e così via. Il mio consiglio è quello di eliminare completamente i monouso dalla vostra vita e di sostituirli con contenitori trasportabili per alimenti in vetro rivestiti da uno strato esterno di silicone antiurto, piatti in ceramica, posate in acciaio o legno non trattato. Vi sconsiglio vivamente di usare la carta oleata, le pentole antiaderenti. Fate come facevano le vostre nonne: olio, burro e strutto hanno le stesse proprietà antiaderenti delle pentole e non sono tossici. Per quanto riguarda gli indumenti sintetici idrorepellenti, oggi si trovano sul mercato numerosi brand che vendono a prezzi competitivi tutti i capi di abbigliamento in fibra vegetale (cotone, canapa, seta) non trattata con sostanze chimiche dannose. Io vivo da più di tre anni senza plastiche a contatto con cibi e bevande e vi assicuro che non ne sento la mancanza e non provengo dalla preistoria né da un altro Pianeta!

La campagna informativa ministeriale contiene anche un decalogo dedicato ai neonati molto interessante. In parte esso riprende i punti del decalogo per gli adulti, rimarcando il monito di non utilizzare materiale in PVC contenete ftalati (DEHP) come materassini, teli impermeabili, fodere o parti in plastica di fasciatoi, passeggini o tutto ciò che può entrare in contatto con la bocca del bambino. Su questi punti condivido pienamente! Ma sul consiglio di continuare a utilizzare comunque stoviglie in plastica con opportuni accorgimenti, far raffreddare gli alimenti prima di travasarli in piatti di plastica, mi trovo in pieno disaccordo! Perché sottoporre questi angioletti indifesi a una fonte di esposizione potenziale, quando

"Cercate, mamme, di allattare i vostri bambini al seno, l'unico strumento, che Madre Natura ha ideato milioni di anni fa sia come scaldabiberon che come biberon, sempre disponibile, autodosato e senza rischi per la salute del lattante"

possiamo utilizzare piatti in ceramica che sono completamente atossici?

Qualcuno potrebbe obiettare: "Ma il piatto in ceramica non è infrangibile come la plastica e i bambini si potrebbero ferire con le schegge". La mia risposta è che se avete a cuore questo aspetto, potete comunque acquistare ciotoline in acciaio leggero o piatti in ceramica o vetro temperato rivestiti esternamente da uno strato esterno di silicone antiurto. La cosa che più mi fa soffrire è il consiglio ministeriale di scaldare latte, pappe e bevande, utilizzando contenitori integri e solo secondo le condizioni del produttore. Io eliminerei dal mercato biberon e scaldabiberon, tutta plastica, che rappresenta solo una potenziale fonte di esposizione. Cercate, mamme, di allattare i vostri bambini al seno, l'unico strumento che Madre Natura ha ideato da milioni di anni sia come scaldabiberon che come biberon, sempre disponibile, autodosato e senza rischi per la salute del lattante, che meraviglia!

CAPITOLO 4

I metalli pesanti rilasciati dai contenitori per alimenti e bevande

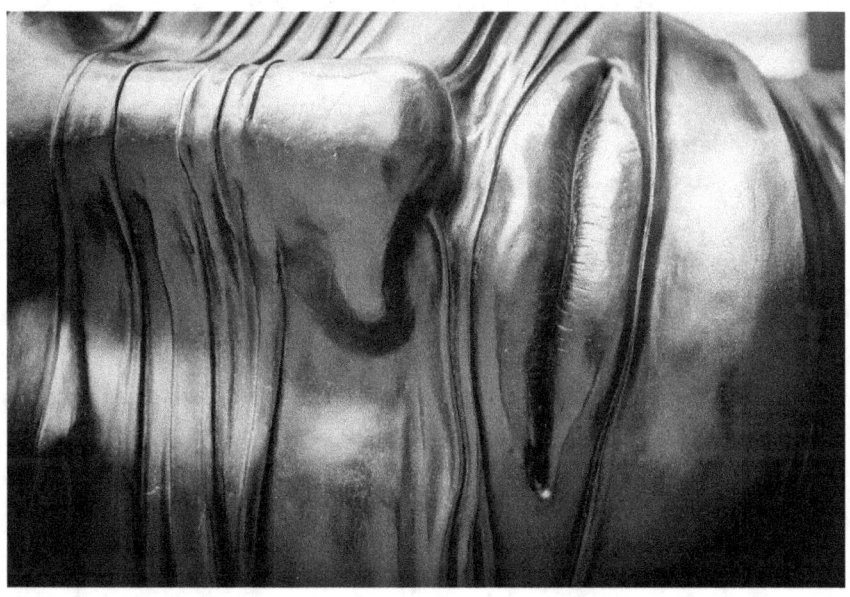

I metalli pesanti

Questo è un capitolo introduttivo per l'argomento trattato nel capitolo successivo, incentrato sui contaminanti rilasciati da stoviglie, pentole e utensili vari usati in cucina.

È il momento di fare la conoscenza dei cosiddetti "metalli pesanti", cioè quei metalli con numero atomico superiore a quello del ferro (55), con alta densità, elevata capacità a formare complessi e bassa solubilità in acqua. Essi sono diventati importanti contaminanti ambientali per tutti i sistemi biologici. In realtà, il mondo scientifico considera metalli pesanti i seguenti elementi: alluminio, ferro, argento, bario, berillio, cadmio, cobalto, cromo, manganese, mercurio, molibdeno, nichel, piombo, rame, stagno, titanio, tallio, vanadio, zinco e alcuni metalloidi con proprietà simili a quelle dei metalli pesanti, quali l'arsenico, il bismuto e il selenio. Essi vanno ulteriormente suddivisi in due sottogruppi:

- ferro, cobalto, cromo, rame, manganese, molibdeno, selenio, zinco, alluminio, arsenico e nichel, la cui presenza rende possibile tutta una serie di funzioni biologiche indispensabili per gli organismi viventi, ma che rappresentano un potenziale rischio per la salute a elevate concentrazioni, esposizioni prolungate o in particolari condizioni fisiopatologiche;
- cadmio e piombo, il cui ruolo biologico è ancora sconosciuto e rappresentano i maggiori contaminanti presenti in ceramiche, porcellane e vetreria smaltata e colorata.

Il Piombo (Pb)

Il piombo è un metallo pesante, ubiquitario in natura soprattutto a causa di svariate attività umane sin da epoche preindustriali. Il processo di industrializzazione del secolo scorso ha accelerato la diffusione, a livelli di contaminazione preoccupanti, soprattutto mediante l'utilizzo di benzine arricchite di piombo tetraetile, come antidetonante, portando alla diffusione di piombo nell'atmosfera a livelli mai raggiunti in precedenza. Esistono altre fonti importanti di esposizione da piombo come le ceramiche, le porcellane[29,30], la vetreria smaltata[29,30] e le condutture dell'acqua potabile. Dagli anni '70, in Europa, sono state adottate misure per ridurre i livelli di piombo nella benzina, nelle vernici, nelle lattine per alimenti e nelle tubature, ottenendo un notevole risultato nel ridurne l'esposizione. Il modo di assorbimento del metallo è incerto. Le maggiori vie di assorbimento del piombo inorganico, spesso presente in forma solida, sono per ingestione e per inalazione di polveri e fumi. I composti organici del piombo, come quello tetraetile presente nella benzina e negli additivi per la vernice, essendo liposolubili, vengono rapidamente assorbiti per via transdermica, oltre che per via orale e per inalazione.

È stato dimostrato che l'assorbimento gastrointestinale del piombo varia in funzione dell'età: i bambini assorbono fino al 40% mentre gli adulti si limitano a circa il 10% del piombo ingerito. Purtroppo, nasciamo già con un accumulo di piombo nel nostro organismo, trasmesso per via ematica dalla mamma al feto e questa esposizione continua anche con l'allattamento al seno, perché esso viene secreto anche dalla ghiandola mammaria. Il metallo si deposita principalmente nelle ossa, ove vi costituisce una componente stabile e può essere mobilizzato, e quindi rientrare in circolo, in particolari stati fisiopatologici come la gravidanza, l'allattamento o uno stato di malattia. L'assunzione media giornaliera di piombo è di circa 0.2 mg, dose per la quale la concentrazione raggiunge un equilibrio perfetto tra quantità assunta ed eliminata, per cui non risultano eventi avversi nel corso di tutta la vita. Però, basta aumentare di circa dodici volte l'assunzione giornaliera (2,5 mg/die) per dare luogo in quattro anni ad un potenziale evento avverso e, se l'esposizione aumenta di diciassette volte (3,5 mg/die), si potrebbe manifestare una tossicità correlata in pochi mesi in quanto la velocità con cui si deposita nelle ossa non è in grado di proteggere altri tessuti a esposizioni elevate e prolungate nel tempo. Esiste una stretta correlazione tra gli ioni bivalenti del piombo e del calcio, infatti il piombo ha la capacità di imitare il calcio e di sostituirsi a esso in molti dei processi cellulari fondamentali calcio-dipendenti, alterandoli in maniera patologica. Esso sfrutta gli stessi meccanismi di trasporto del calcio durante la fase di assorbimento gastro-intestinale, di trasporto nel torrente ematico e nella cellula stessa. Qui il piombo continua la sua azione distruttiva, occupando i siti di legame per il calcio su numerose proteine calcio-dipendenti compresa la calmodulina, una proteina fondamentale per la trasmissione dell'impulso nervoso nel terminale sinaptico, funzionando come sensore della concentrazione di calcio libero e da mediatore del rilascio di neurotrasmettitore. Inoltre, esso ha un'altissima affinità per il sito di legame del calcio presente sulla proteina chinasi C, una proteina ubiquitaria di importanza fondamentale per numerose funzioni fisiologiche, attivata da un meccanismo a cascata (detto di trasduzione del segnale) mediato dal calcio. Il piombo è in grado di attivare in maniera anomala la proteina chinasi-C, stimolando un'anomala espressione genica, cioè promuovendo la produzione di proteine che possono alterare il normale funzionamento delle terminazioni nervose (sinaptico). Gli effetti del piombo sul cervello, con il conseguente ritardo mentale e deficit cognitivo, si manifestano soprattutto sul sistema di neurotrasmissione glutammatergico. Infatti, il piombo è in grado di legarsi con altissima affinità ai canali ionici del glutammato, un neurotrasmettitore ubiquitario, che esplica la sua azione di stimolazione eccitatoria dei neuroni. Il sistema glutammatergico sembra coinvolto in maniera decisiva nei processi di formazione delle reti neuronali, e quindi nelle funzioni della memoria e dell'apprendimento. Il piombo, inoltre, è in grado di danneggiare i reni e il sistema immunitario. La manifestazione più pericolosa dell'avvelenamento da piombo è quella a carico del sistema nervoso. Negli adulti, il danno da piombo si manifesta soprattutto con neuropatia periferica, che si ritiene dovuta a un processo di demielinizzazione delle fibre nervose. Ma la fascia di popolazione più a rischio è rappresentata dai bambini, che corrono il pericolo di avere un minore quoziente intellettivo, turbe comportamentali e danni cognitivi. La Commissione Europea ha pertanto chiesto all'EFSA di valutare gli attuali livelli di esposizione al piombo, attraverso gli alimenti e altre fonti, e di determinare se l'attuale livello di riferimento per la tutela della salute pubblica, noto come "dose settimanale tollerabile provvisoria" (PTWI) fosse ancora adeguato. Il gruppo di studiosi ha individuato i cereali, gli ortaggi e l'acqua potabile come fonti principali dell'esposizione alimentare al piombo per la maggioranza della popolazione europea. L'esposizione non alimentare al metallo è stata valutata poco rilevante per gli adulti. Sebbene il gruppo di esperti ha concluso che la PTWI del piombo non fosse più adeguata, non è stato possibile individuare un nuovo valore di riferimento, poiché non esiste una chiara soglia al di sotto della quale si possano escludere effetti avversi. Il gruppo, pertanto, ha concluso che esistono reali preoccupazioni in particolare in merito a effetti sullo sviluppo neurologico nei feti, nei neonati e nei bambini. Secondo l'agenzia internazionale per la ricerca sul cancro, il piombo inorganico è classificato come probabile cancerogeno per l'uomo (2B), mentre quello organico viene in parte metabolizzato nell'organismo a ione metallico, che a sua volta potenzia l'azione tossicologica del piombo organico nell'organismo.

Il Cadmio (Cd)

Il vasellame colorato[29,30] in ceramica e vetro (piatti, bicchieri, pirofile, boccali) può rilasciare cadmio se a contatto con alimenti acidi contenenti aceto, limone, pomodori che estraggono in maniera significativa questo metallo. Le principali fonti di contaminazione ambientale del cadmio derivano dallo sfruttamento delle attività minerarie, dalle varie applicazioni nell'industria metallurgica, nella produzione di vernici e smalti e dall'uso di fertilizzanti prodotti con fosfati di origine minerale. Nel mare gli ioni di cadmio, di cui più del 50% deriva dalle attività umane, formano complessi piuttosto stabili con gli ioni cloro e vengono accumulati nei molluschi in quantità notevolmente superiori agli altri organismi. Quindi diete particolarmente ricche in molluschi contaminati potrebbero rappresentare un serio rischio per la salute. L'assorbimento per via orale è limitato dal fatto che il cadmio induce vomito severo. Una dieta mista normale giornaliera contiene da 30 a 60 mg di cadmio, di cui è assorbito il 5%. Nel mondo occidentale industrializzato, dunque, la principale via di assorbimento è quella respiratoria sotto forma di fumi, vapori o polveri. Gli aerosol di cloruro di cadmio sono molto idrosolubili e vengono rapidamente inalati e assorbiti. Le polveri sottili di ossido di cadmio hanno la caratteristica di essere insolubili, per cui vengono assorbite in modo indiretto. Esse si depositano lungo l'albero respiratorio e vengono intercettate e fagocitate dai macrofagi alveolari oppure espulse per estrusione dal movimento ciliare delle vie aeree verso la via orale per successiva deglutizione. Il cadmio e i suoi sali sono potenti irritanti e altamente tossici. L'azione generale si manifesta soprattutto sulla funzione renale, ove provocano una necrosi tubulare. Una volta entrato nel torrente ematico, il cadmio viene intercettato da una speciale proteina ubiquitaria detta metallo-tioneina, rendendolo così meno tossico. Una volta assorbito, il cadmio si deposita nel fegato, che tende a contenere fino al 50% del carico tossico totale, da dove viene eliminato più rapidamente rispetto al pancreas e ai reni, per cui dopo un certo tempo la concentrazione del cadmio in questi organi supera quella del fegato. Inoltre, escreto per via biliare ed eventualmente dal pancreas viene parzialmente riassorbito dall'epitelio intestinale; pertanto, il cadmio è un tossico cumulativo e si elimina molto lentamente dall'organismo nel corso di decenni (emivita di sedici anni). Secondo la IARC ci sono studi che dimostrano, con sufficiente evidenza scientifica, la correlazione tra il metallo e il tumore al polmone, alla prostata e al rene, per cui è entrato a far parte del gruppo 1 delle sostanze con attività cancerogenica.

Il nichel (Ni)

La maggior parte del nichel consumato nel mondo viene destinato alla produzione dell'acciaio inossidabile, di cui buona parte per pentole e posate, da cui migra negli alimenti in particolari condizioni. Il maggior utilizzo di questo elemento è nella produzione di leghe, caratterizzate da resistenza a calore e corrosione.

Gli esseri viventi hanno un'elevata capacità di assorbire il nichel, per questo motivo è contenuto in notevole quantità nei terreni con un'elevata frazione organica e nei combustibili fossili che, bruciando, liberano notevoli quantità di metallo nell'atmosfera per poi ricadere sui terreni sotto forma di precipitazioni. Nel terreno, il nichel si accumula; in suoli acidi, tende a disciogliersi e dilavarsi, contaminando le acque sotterranee.

Le piante che crescono nei terreni a elevata concentrazione di nichel, ne assorbono una grande quantità nei loro tessuti, creando di conseguenza dei problemi ai loro consumatori. Inoltre, esistono alcuni tipi vegetali quali fagioli e tè, che sono naturalmente ricchi in nichel, il quale è contenuto all'incirca per 7-8 mg/kg.

Attenzione però! È probabile che tale metallo sia da considerarsi un nutriente essenziale, anche se non esistono specifiche reazioni biochimiche nichel-dipendenti negli organismi animali, a differenza di quelli vegetali e dei microrganismi. Il nichel viene assorbito soprattutto per via orale.

Mentre tutti gli altri metalli pesanti bivalenti scatenano un'intossicazione, il nichel determina più di frequente una sensibilizzazione. Entra nelle cellule mediante fagocitosi, come sale insolubile e si diffonde nel citoplasma, dove in parte si lega alle lipoproteine che vengono danneggiate mediante ossidazione mediata dal metallo e conseguente liberazione di radicali liberi (ROS). In particolare, il nichel ha un'elevata affinità per le proteine nei siti corrispondenti alla cistina e istidina, aminoacidi ricchi di zolfo, bloccando la loro attività enzimatica e consumando tutto il glutatione cellulare, un tripepdide che gioca un ruolo fondamentale per le difese antiossidanti contro gli stress ossidativi. Ne deriva che la cellula va incontro o a pericolose mutazioni (cancerogenesi) o muore (apoptosi).

Il fenomeno di sensibilizzazione avviene soprattutto mediante una sensibilità allergica a oggetti metallici a contatto con la cute, come gli orecchini. Ciò è dovuto al fatto che il metallo si lega alle lipoproteine e viene fagocitato da macrofagi e altre cellule immunocompetenti, che lo processano nella fase di sensibilizzazione allergica trasformandoli in apteni, cioè allergeni, scatenando la risposta immunitaria. Un altro meccanismo patologico del nichel è la sua capacità di mimare il ferro, sostituendosi a esso in numerosi complessi molecolari.

Alcuni studi su animali evidenziano possibili effetti tossici nella fase della riproduzione o sullo sviluppo embrionale. Nel febbraio 2015, l'EFSA ha reso pubblico il parere scientifico sui rischi legati all'esposizione da nichel. La dose giornaliera tollerabile (DGT), cioè la soglia di sicurezza al di sotto della quale non ci dovrebbero essere conseguenze per la salute, è di 2,8 microgrammi per kg di peso corporeo. Nonostante ciò, la normativa europea non prevede tenori massimi negli alimenti, tranne che nell'acqua potabile e nelle acque minerali per consumo umano, in cui il quantitativo di nichel non deve superare 20 microgrammi per litro.

L'Alluminio (Al)

L'alluminio è un materiale sempre più impiegato nel settore alimentare, dalla cottura fino ad arrivare alla conservazione vera e propria dell'alimento attraverso l'uso di pentole, posate, vaschette e fogli. Data la sua presunta tossicità, l'EFSA ha deciso di valutarne gli effetti, stabilendo che una dose di 1mg/kg di peso corporeo alla settimana è sicura. In sostanza un individuo che pesa 70 kg ne può assumere 70 milligrammi la settimana. Quando l'alluminio viene a contatto con soluzioni acide come il sugo di pomodoro o l'aceto, oppure con soluzioni fortemente saline sia a temperatura ambiente sia a temperature più elevate, si può verificare una significativa migrazione nel metallo nel cibo. Queste reazioni sono molto rallentate o addirittura bloccate alle temperature di raffreddamento e di congelamento.

L'Istituto Superiore di Sanità specifica che la temperatura è fondamentale per la migrazione del metallo negli alimenti da vassoi, pellicole, pentole o brik; quindi una conservazione intorno a 5°C (in frigorifero) limita il passaggio di alluminio nell'alimento anche a dieci giorni di distanza, indipendentemente dalla tipologia del cibo conservato. Invece, se il contatto è breve (tempi inferiori alle ventiquattro ore) è accettabile qualunque condizione di temperatura. Per contatti prolungati, ossia tempi superiori alle ventiquattro ore, è necessaria la conservazione a temperatura refrigerata. Per alimenti con basso potere estrattivo (come caffè, spezie ed erbe, zucchero, cereali, paste alimentari non fresche, prodotti da forno, legumi e frutta secca, ortaggi essiccati), tempi di contatto superiori alle ventiquattro ore, a temperatura ambiente, sono accettabili.

Quindi cucinare cibi in pentole di alluminio non dovrebbe portare a problemi di accumulo, che avviene soprattutto in ossa e polmoni, ma la situazione cambia completamente se si pensa che, oltre alle pentole, noi usiamo altri oggetti in alluminio per preparare, conservare e imballare alimenti. Basti pensare all'imballo di alluminio flessibile usato per contenere, proteggere e decorare una vasta gamma di prodotti di largo consumo, come tubetti per la maionese o altre salse, minestre, snack, prodotti caseari, blister per compresse e capsule. L'uso della lamina di alluminio, di pochi micron nei cartoni (poliaccoppiati e brik) permette anche il confezionamento di bevande a lunga conservazione. Inoltre, bisogna pensare che i sali di alluminio sono presenti come eccipienti o additivi migliorativi in numerosi cosmetici, come creme, rossetti, smalti e nei deodoranti ascellari (leggerete in etichetta la voce *aluminium chlorohydrate* cioè alluminio cloroidrato usato come antitraspirante, astringente e deodorante a seconda della formulazione) e molti medicinali lo contengono sia come eccipiente per la formulazione del preparato, sia come sostanza attiva come i sali di alluminio, analgesici e anti-acidi. Se a tale livello di esposizione si aggiungono condizioni pseudo-patologiche, come nei soggetti con funzione renale alterata, inclusi gli anziani e i neonati a basso peso, allora l'esposizione può diventare pericolosa, poiché il metallo non viene efficacemente eliminato per via renale.

Il Ferro (Fe)

Il ferro è uno dei metalli più diffusi sulla crosta terrestre, ma è difficilmente assimilabile dal nostro organismo perché è presente sotto forma di sali insolubili o complessi non assimilabili. Una delle possibili fonti di esposizione è rappresentata dalle pentole e dalle posate in acciaio, ferro e ghisa. Tuttavia, questo metallo è essenziale per la nostra vita perché ha caratteristiche eccezionali. Esso è in grado di legare l'ossigeno nello stato di ossidazione bivalente, inserito in un complesso molecolare detto "ferro-eme", presente sia nell'emoglobina che nella

"Il ferro è un metallo di transizione e sfruttando la facilità con cui passa da uno stato di ossidazione ad un altro è in grado di generare pericolosi radicali liberi"

mioglobina ed è responsabile del trasporto di ossigeno in tutti i distretti del nostro corpo. Il ferroeme interviene in importantissimi processi enzimatici coinvolti nella fase di neutralizzazione di numerose molecole, che entrano nel nostro organismo e vengono metabolizzate a livello epatico del complesso enzimatico detto citocromo P-450, grazie al trasferimento di un atomo di ossigeno dal ferroeme alla molecola-bersaglio, che viene così disattivata e più facilmente eliminata a livello renale, perché resa molto più solubile in acqua. Il ferro-eme partecipa alla cosiddetta catena respiratoria dei citocromi, vale a dire la centrale energetica di ogni cellula, dove però questa volta viene sfruttata un'altra straordinaria proprietà del metallo, quella di passare da uno stato bivalente a uno trivalente, permettendo il passaggio di elettroni lungo la catena mitocondriale. Il ferro non-eme, invece, complessa con atomi di zolfo organici (cisteina) e inorganici (solfati) fino a formare macro-complessi impegnati in una tappa del ciclo di Krebs, mediata dall'enzima aconitasi, processo fondamentale per la produzione di energia nelle nostre centrali energetiche cellulari, i mitocondri. In questi organelli cellulari avviene l'ultima tappa della "digestione" delle molecole che assimiliamo, con l'alimentazione, carboidrati, lipidi e protidi, dove i metaboliti da essi derivati vengono ulteriormente trasformati in acqua e anidride carbonica per la produzione di molecole dette ATP, che immagazzinano energia chimica pronta all'uso.

Questo metallo così importante per molte funzioni biologiche è, al tempo stesso, anche molto pericoloso perché è un metallo di transizione e, sfruttando la facilità con cui passa da uno stato di ossidazione a un altro, è in grado di generare pericolosi radicali liberi quali il superossido di ossigeno, il perossido di idrogeno e il radicale idrossile (reazioni di Heber-Weiss e di Fenton).

Tutti questi sottoprodotti sono, a loro volta, in grado di penetrare nelle cellule fino al nucleoplasma e di ossidare il DNA con gravissime conseguenze (infiammazione, mutagenesi e cancerogenesi). Questo è il motivo per cui le carni rosse, ricche di ferro-eme, a differenza delle carni bianche, nel mese di ottobre 2015 sono state classificate dalla

IARC come probabilmente cancerogene. Tra i tumori, il rischio aumenta soprattutto per quelli dell'apparato gastro-intestinale, come il cancro al colon-retto e allo stomaco, ma anche per alcuni tumori "ormone-dipendenti" come quello al seno, alla prostata e all'endometrio. In realtà, fintanto che il ferro è complessato come ferro-eme, esso non è in grado di esprimere il suo potenziale ossidativo, perché è come se fosse sequestrato in una gabbia protettiva. Il problema sorge quando il ferro-eme viene assorbito, come tale, da uno specifico recettore presente sulla parete intestinale e, una volta all'interno della cellula (enterocita), una particolare proteina detta eme-ossigenasi, è in grado di scindere il ferro bivalente dall'eme: da questo momento in poi il metallo potrebbe sprigionare tutto il suo potenziale ossidativo e scatenare i suddetti processi ossidativi. L'assorbimento del metallo è inibito da sostanze sequestranti come i fitati (o acido fitico) particolarmente presenti nei legumi come soia, lenticchie, piselli e i tannini contenuti nella frutta, nella verdura e nel vino.

Il Rame (Cu)

Negli ultimi anni anche il rame è tornato alla ribalta, con la riscoperta delle pentole in rame che già venivano usate dalle nostre nonne e bisnonne. Il rame, analogamente ad altri metalli di transizione, come il ferro, può favorire reazioni ossidoriduttive che generano pericolosi radicali liberi dell'ossigeno. E proprio per tale motivo, come per il ferro, esistono proteine specifiche che, legando il rame, sono in grado di espletare una serie di funzioni biologiche, neutralizzandone il potenziale ossido-riduttivo. Il rame ha, quindi, numerose affinità chimiche e biochimiche con il ferro. Infatti, esso è il coenzima della ferro-ossidasi I (detta anche cerulo-plasmina), una glicoproteina in grado di ossidare il ferro bivalente a trivalente, favorendone il legame con la transferrina (la proteina del nostro organismo deputata al trasferimento del metallo dai siti di deposito a quelli di sintesi dell'emoglobina, detto processo di eritropoiesi). La carenza di rame può indurre una forma di anemia in cui il ferro si accumula nel fegato. Inoltre, esso è indispensabile per mantenere attivi gli enzimi che neutralizzano i radicali liberi dell'ossigeno. Bisogna evitare di usare pentole di rame non stagnate perché il rame è un materiale che si ossida facilmente. Si ricopre rapidamente di un sottile film scuro di ossido rameoso (Cu_2O), che si trasforma poi, lentamente e per azione dell'anidride carbonica, in una patina verdastra di carbonato di rame ($CuCO_3$), il famoso verderame, che in realtà è una miscela di rame complessato con carbonati, solfati, cloruri.

Il livello di assunzione massimo tollerabile per il rame è di 5 mg/giorno. Da uno studio commissionato dalla Commissione europea all'EFSA nel 2009, è emerso che mediamente l'esposizione alimentare è compresa nell'intervallo di 1,2-4,2 mg di rame/giorno, mentre l'esposizione al rame da ossido di rame comporterebbe un'esposizione aggiuntiva al rame pari a 2-2,5 mg/giorno. Se si considera che ci sono ancora impianti idrici in rame, un'esposizione aggiuntiva al rame attraverso l'acqua potabile potrebbe aumentare in maniera significativa l'esposizione totale.

Lo Stagno (Sn)

Questo metallo è un importante contaminante negli alimenti, perché molte tipologie di barattoli e lattine in acciaio per conserve alimentari ne sono rivestite internamente. Inoltre, sono ritornate in voga negli ultimi anni le pentole di rame stagnato.

Nel 2005, l'EFSA ha pubblicato il suo parere sul rischio per la salute umana derivante dall'esposizione cronica allo stagno. Dal giudizio si evidenzia che, poiché l'assorbimento orale del metallo è bassissimo (meno del 2%), gli effetti sistemici sono da ritenersi trascurabili sia in uomini, sia in animali. Le manifestazioni gastro-intestinali (nausea, vomito, ecc.) sono i principali effetti da ingestione di sali inorganici solubili, a causa del loro alto potere irritante a danno delle mucose. Un'importante fonte di esposizione è rappresentata dalle conserve alimentari, ma i limiti previsti dalla normativa europea sia per gli alimenti in scatola di stagno (200mg/Kg), sia per le bevande in lattina di stagno (100 mg/Kg), sono sufficientemente bassi da evitare intossicazioni acute da stagno. Inoltre, è emerso che lo stagno può ridurre l'assorbimento dello zinco, ma non di altri oligominerali in tracce, come invece si riteneva in ambienti non scientifici. La deplezione dello zinco risulta significativa quando lo stagno introdotto nella dieta, o presente negli alimenti, risulta superiore ai limiti consentiti dalla normativa, per cui anche questo problema sembrerebbe superato. Da quanto sopra detto, si deduce che una pentola con rivestimento in stagno non rappresenta un pericolo per la salute umana, a meno che la dieta dell'individuo sia costituita, quasi del tutto, da conserve e bevande in lattina di stagno.

CAPITOLO 5

I contaminanti dei recipienti da cottura

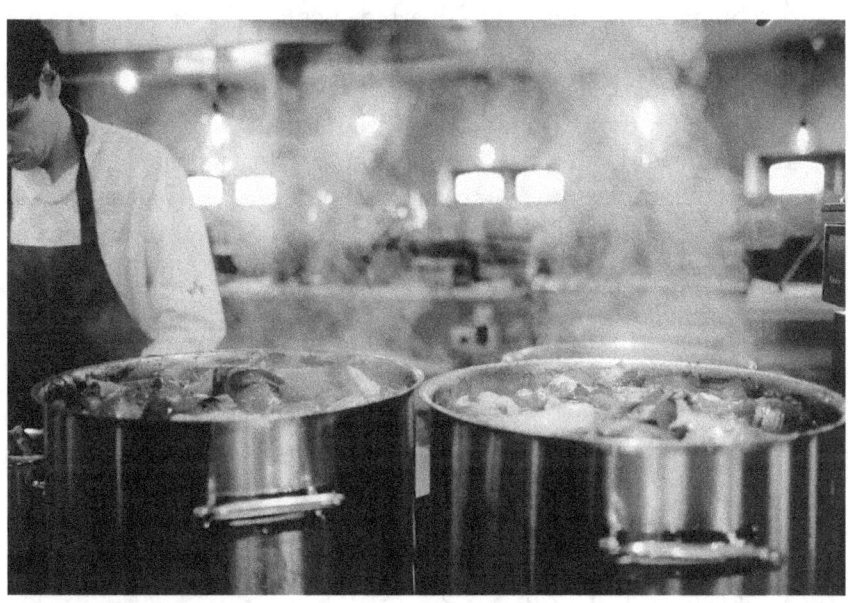

I recipienti da cottura

E ora veniamo all'argomento dei tegami da utilizzare in cucina per ridurre o abbattere i contaminanti che vengono rilasciati durante e dopo la cottura. L'acquisto degli utensili da cucina, in genere, si fa in un momento molto delicato e stressante della nostra vita, cioè in prossimità del matrimonio o comunque dell'inizio di una vita insieme al proprio partner. In questo contesto, sarebbe proprio il caso di trasformare il classico proverbio di Capodanno "Anno nuovo, vita nuova" in "Pentola nuova, vita nuova". Infatti, la classica batteria di pentole (pagata anche tanto) rientra tra gli immancabili componenti della cosiddetta "lista nozze". Tra i mille impegni e preparativi religiosi e non, scelta del vestito, scelta della location, menù, ospiti da invitare, regali e contro-regali, viaggio di nozze, aggravati da un eventuale trasloco nel nuovo "nido d'amore", la scelta degli utensili da cucina si consuma rapidamente, senza troppi ripensamenti, con l'acquisto in uno dei tanti store o franchising specializzati in città o nei centri commerciali. In questo luogo delle meraviglie, dove tutto è esposto e proposto secondo precise regole di mercato e di marketing, atte a massimizzare la vendita e il profitto (cross-selling, category management), il consumatore medio, fiducioso e ottimista, è in balìa della futura moglie despota che cerca l'abbinamento con il tipo di arredamento della nuova casa (per esempio utensili con design futuristico per arredamenti in stile moderno) oppure è a caccia delle offertissime del momento come un segugio oppure è attratta dall'ultimo modello di pentola con rivestimento in "kryptonite anti-superman". In nessun caso, in nessuna situazione, in nessuna mente, sempliciotta o accademica che sia, balena per un attimo, solo per un brevissimo attimo, l'idea dell'importanza di tale scelta non solo dal punto di vista culinario (non siamo tutti chef professionisti, anche se i media ci bombardano di trasmissioni a tema), ma anche e soprattutto dal punto di vista salutistico. Infatti quelle padelle, così belle, attraenti, colorate e alla moda ci accompagneranno per parecchi anni della nostra vita (spesso per troppi anni, considerando l'usura) e poi spenderemo molti più soldi per comprare alimenti certificati bio, con zero pesticidi, zero metalli, niente nitrati, a km zero e freschi di stagione per mantenerci sani e belli e li cucineremo proprio in quelle padelle responsabili (o meno) di contaminarli con sostanze potenzialmente cancerogene, mutagene, teratogene, ormono-mimetiche.

"Spenderemo molti più soldi per comprare alimenti certificati bio, con zero pesticidi, zero metalli, niente nitrati, a km zero e freschi di stagione per mantenerci sani e belli e li cucineremo proprio in quelle padelle responsabili di contaminarli con sostanze potenzialmente cancerogene, mutagene, teratogene, ormono-mimetiche"

In questo capitolo, vi proporrò anche una guida dettagliata su tutti i tipi di pentole, di gran lunga la più ragionata, la più attuale, la più intellettualmente onesta e la più completa, perché unisce nozioni scientifiche di chimica, fisica, biochimica descritte in maniera semplice e sintetica a nozioni pratiche che io stesso ho sperimentato, in prima persona, provando tutti i tipi di pentole a disposizione sul mercato. Per

"In questo capitolo vi pro-porrò anche una guida detta-gliata su tutti i tipi di pentole, di gran lunga la più ragio-nata, la più attuale, la più in-tellettualmente onesta e la più completa"

quanto riguarda il mondo delle pentole, è buona regola infor-marsi da fonti indipendenti e at-tendibili per orientarsi in un mer-cato così vasto, competitivo e così importante anche dal punto di vista della salute. Sui media ci sono innumerevoli fonti, alcune delle quali le definirei autorevoli, perché pubblicate da associazioni di consumatori o da associazioni di professioni sanitarie come i dieto-logi; ma credo non siano sufficientemente complete.

Parafrasando audacemente in latino maccheronico (chiedo scusa alla mia professoressa di latino e greco, la prof.ssa Giannitti) il famoso proverbio di Giovenale scritto nel I secolo d.C., che dice "Mens sana in Corpore sano", lo trasformerò in "Corpo sano in pentola sana" che, tradotto liberamente, vuol dire: "Occorre la pentola adatta per cucinare i cibi in modo sano e genuino".

Il decalogo delle pentole

1) **Non esiste una pentola ideale adatta a tutti i tipi di cottura ed esente completamente da qualsiasi agente contaminante.** Come potrete notare nella tabella riassuntiva finale, ogni materiale, qualunque esso sia, tende a cedere uno dei sui componenti a contatto con il cibo, in maniera più o meno significativa, a seconda della temperatura della cottura, della natura dell'alimento, della durata del contatto. Alcuni contaminanti hanno un profilo di tossicità particolarmente preoccupante come i metalli pesanti (cadmio e piombo), o gli agenti allergizzanti (nichel), piuttosto che gli interferenti endocrini come i perfluorocarburi.

2) **Non tutti i cibi sono adatti a tutti i tipi di pentole.** Ci sono alimenti altamente corrosivi, che vanno cucinati con pentole più resistenti agli attacchi chimici. Per esempio, tegami non rivestiti di alluminio, acciaio inox e rame sono particolarmente sensibili all'attacco degli alimenti acidi come salsa di pomodoro, aceto, ketchup, maionese o comunque a ricette che prevedono l'aggiunta di ingredienti acidi o addirittura la cottura stessa in aceto (classico esempio è la "marinatura").

3) **È buona regola attenersi scrupolosamente alle istruzioni d'uso riportate dal produttore,** sin dal primo utilizzo, se si vuole avere una pentola che duri nel tempo e soprattutto che sia usata nel modo corretto e salutare. In poche parole, nessuna improvvisazione su come usare e pulire le pentole. Dopo aver letto questo capitolo, non vorrei più sentirvi pronunciare frasi del tipo "Perché mia nonna faceva così", "No, mia madre faceva colì". Concediamo al produttore la competenza di conoscere, meglio di chiunque altro, il modo in cui utilizzare la pentola che produce. In realtà, non sempre sono riportate in maniera dettagliata le istruzioni d'uso e, spesso, esse si riducono a delle icone poco esplicative, per cui è sempre meglio documentarsi da fonti di informazione indipendenti e autorevoli come questa.

4) **Il cibo deve essere rimosso subito dalla pentola a fine cottura.** Si tratta di una buona abitudine, indipendentemente dal materiale di cui è costituito il recipiente di cottura. Persino le indistruttibili pentole in acciaio inossidabile possono cedere particelle di metallo se rimangono a contatto con composti acidi come il sugo di pomodoro. Quante volte prepariamo la passata di pomodoro per condire la pasta e la conserviamo in frigo direttamente nel tegame per

giorni? Ribadisco fortemente questo concetto fino alla noia: mai usare la pentola come contenitore permanente del cibo cotto. Più è lungo il periodo di contatto e maggiori saranno i contaminanti che migreranno nel cibo. Inoltre, spesso si dimentica che il cibo continua a cuocere nelle pentole soprattutto se hanno un fondo spesso o sono fatte di materiale come la ghisa, la terracotta e la pietra ollare che tendono a immagazzinare il calore e a rilasciarlo anche per molte ore dopo da cottura.

5) **Si consiglia, in ogni caso, di utilizzare sempre una fonte di calore adatta alle dimensioni della pentola secondo l'equazione "pentola piccola uguale fuoco piccolo".** Quindi, per distribuire uniformemente il calore, è necessario posizionare l'utensile al centro della fonte di calore per evitare i cosiddetti punti di surriscaldamento (hot spots) e rischiare che il cibo si attacchi al fondo. È inoltre sempre consigliata una fonte di calore moderata, in generale, soprattutto se si cucina con tegami che non hanno un fondo spesso, o materiali delicati come terracotta e ghisa, evitando quindi una disomogenea ridistribuzione del calore o di punti di surriscaldamento. In generale, più è bassa la temperatura di cottura e meglio si preserveranno le caratteristiche organolettiche (aroma e sapore) e nutrizionali dell'alimento originario, in quanto le alte temperature portano all'evaporazione o alla distruzione termica, parziale o totale, della componente volatile (oli essenziali) responsabile del sapore e dell'odore e alla trasformazione chimica (per esempio la reazione di Maillard trattata nel capitolo successivo dei "contaminanti da danno da cottura") della componente proteica e glicidica.

6) **Evitare sempre gli sbalzi termici, sia durante la cottura sia nella fase di lavaggio del tegame, perché gli stress termici possono indurre fessurazioni fino ad arrivare alla rottura dei materiali più delicati come ghisa, terracotta e pietra ollare.** Quindi, bisogna partire sempre con una fonte di calore bassa per poi aumentarla, se necessario. Inoltre, bisogna attendere un parziale raffreddamento spontaneo del tegame prima di procedere al lavaggio per la rimozione dello sporco.

7) **Non esiste un detergente universale per tutti i tipi di tegame, come vogliono farci credere le pubblicità**

"No, e ribadisco No, alle improvvisazioni su come usare e pulire le pentole"

sugli sgrassatori universali. "L'unica cosa universale è l'universo e l'idiozia dell'uomo", diceva un vecchio saggio. Ci sono alcuni tegami particolarmente delicati come quelli in ferro, in rame, in pietra ollare e in terracotta, che vanno lavati in maniera specifica, altrimenti si rischia di danneggiarli irrimediabilmente o di renderli inadatti alle successive cotture perché assorbono odori e sapori per la loro porosità intrinseca e rilasceranno il detersivo, assorbito nel precedente lavaggio, nell'alimento cotto. Nel caso in cui rimangano attaccati dei residui di cibo sul fondo della pentola, non bisogna farsi prendere dalla "febbre della casalinga disperata" e, quindi, non tentare di rimuovere immediatamente con oggetti abrasivi o prodotti chimici aggressivi; piuttosto bisogna lasciare la pentola a bagno, riempendola di acqua calda, finché i residui di cibo si ammorbidiscano per poi asportarli con una spugna morbida e un detergente di origine vegetale non aggressivo.

8) **Per garantire una durata superiore dei rivestimenti antiaderenti o di superfici smaltate, si consiglia di non cuocere mai "a secco", di non usare utensili metallici taglienti, di non tagliare il cibo direttamente all'interno della pentola e di non usare spugne fortemente abrasive per la rimozione delle incrostazioni.** Molte ditte promuovono il loro prodotto innovativo per l'eccezionale proprietà antiaderente, particolarmente apprezzata dal consumatore salutista, che desidera evitare l'uso di oli o grassi, fonte di calorie inutili. In realtà, l'uso dei "mediatori della cottura", quali oli e grassi, permette di generare un film protettivo ulteriore che garantisce una migliore distribuzione del calore e impedisce un contatto diretto con la superficie interna della pentola, così da avere come risultato meno usura e meno cessioni. Quando le pentole, qualunque esse siano, rivestite e non, presentano i primi segni di deterioramento, dovuto a stress meccanici (graffi, abrasioni) o chimici (corrosione da acidi), o stress termici, bisogna prendere l'abitudine di sostituirle immediatamente, senza attendere che si usurino ulteriormente per evitare di esporre, inutilmente, il nostro organismo a una maggiore cessione di contaminanti velenosi migrati dalla pentola.

9) **Una pentola che costa poco, probabilmente, vale altrettanto poco e potrebbe nascondere contaminanti pericolosi alla salute.** Se si decide di acquistare un tegame, bisogna farlo utilizzando i canali ufficiali, recandosi nei negozi e nei centri specializzati e mai

in negozi cinesi e su bancarelle dei mercatini di paese. È preferibile spendere qualcosa in più e comprare prodotti di marche note piuttosto che prodotti di qualità scadente, di origine incerta o sconosciuta. Per esempio, mio fratello mi ha regalato a Natale una teiera in ghisa smaltata. Ad un primo sguardo, mi sembrava veramente un bell'oggetto ma poi, come potrete anche voi comprendere dopo aver letto il mio libro, ho notato che in nessuna parte della teiera era riportato il logo della ditta produttrice e presentava uno smalto interno che si era scollato proprio nella zona di contatto tra i bordi della teiera e il coperchio. Un tegame di scarsa qualità, anonimo, ha buone probabilità di avere vernici, smalti o strato antiaderente altrettanto scadente e addirittura pericoloso per la salute, a causa della presenza di metalli pesanti come cadmio e piombo, a livelli superiori di quelli previsti dalla normativa europea.

10) **Preferire alle pentole smaltate, verniciate, colorate, quelle non rivestite e non colorate o comunque accertarsi sempre prima dell'acquisto che il produttore certifichi l'assenza di metalli pesanti e perfluorocarburi.** Infatti, come poi vedremo i manufatti grezzi, soprattutto ceramiche, porcellane e vetro che hanno un buon profilo di sicurezza, vengono spesso trattati con sostanze coloranti non per un motivo funzionale (impermeabilità o antiaderenza), ma semplicemente per abbellirli. Sono numerosi ormai gli studi in letteratura[29,30], che ci dicono che proprio gli smalti e le vernici colorate sono la causa principale della presenza significativa dei metalli pesanti quali cadmio e piombo.

Infine, oltre al decalogo, annovero un'ultima raccomandazione che riguarda gli utensili da cucina e il mestolame vario. Vi raccomando l'uso di quelli in legno non trattato, anziché quelli in melamima o in silicone (entrambi tossici), perché sono completamente atossici e altrettanto duraturi. Gli utensili in legno vanno lavati solo con acqua calda, acqua più bicarbonato oppure con aceto o limone per rimuovere eventuali cattivi odori (pesce e carne) e risciacquati e asciugati bene. Il legno non deve mai entrare a contatto con qualsiasi tipologia di detersivo, perché tende ad assorbire le molecole di detergente anche in profondità. Eventualmente bisogna sostituire gli utensili, se troppo usurati, macchiati o maleodoranti, dopo l'ennesimo lavaggio accurato. Per quanto riguarda le posate, le forchette, i cucchiai e i coltelli, sarebbe preferibile utilizzare quelle in acciaio o, per i più facoltosi o per i soggetti allergici al nichel, quelle in argento, metallo atossico, che però con il tempo tende ad annerirsi o a macchiarsi per cui è necessario metterli a bagno in acqua calda e bicarbonato e poi passarle con uno straccetto imbevuto in aceto o succo di limone.

Per i più esigenti e per i più piccoli, compresi i neonati, è possibile utilizzare le posate in legno vergine non trattato, che vanno immediatamente risciacquate subito dopo l'utilizzo con acqua calda e limone o aceto. Si possono riutilizzare finché non si macchiano irrimediabilmente o risultano maleodoranti.

La Super-pentola

Prima di analizzare le caratteristiche di tutte le tipologie di pentole in commercio, possiamo immaginare le caratteristiche ideali che una pentola dovrebbe avere, sia per svolgere in maniera efficiente la sua funzione, cioè cuocere i cibi, sia per quanto riguarda l'aspetto salutistico, cioè non intossicarci. Poi, se vorrete dilettarvi, potrete verificare a mo' di test, se esiste almeno una tipologia di pentole che possieda tutti i requisiti desiderabili e sottoelencati di una super-pentola.

- Avere una straordinaria antiaderenza, che (contrariamente alle pentole in commercio che fino a ora abbiamo trovato) dovrebbe migliorare con l'utilizzo e non ridursi fino a rovinarsi irrimediabilmente, diventando una potenziale fonte di contaminanti.
- Essere adatta al contatto con tutti i tipi di cibi, da quelli acidi a quelli basici, da quelli corrosivi a quelli abrasivi.
- Essere idonea a tutti i tipi di cottura dall'induzione al microonde, alla cottura sui fornelli a gas o nel forno.
- Trasmettere il calore in maniera uniforme ed efficace, evitando punti di surriscaldamento e permettendo di risparmiare energia (magari cucinare dieci chili di porchetta in un'ora a fuoco lento o quasi!).
- Essere maneggevole, leggera ma anche infrangibile o resistente agli urti (perché potrebbe cadere da mani distratte o potrebbe, al bisogno, essere lanciata dalle mogli in testa ai mariti assopiti davanti al televisore!).
- Non deve cedere agli alimenti metalli pesanti nocivi, sostanze allergizzanti, cancerogeni, mutageni, teratogeni e chi più ne ha più ne metta (perché noi vorremmo vivere più a lungo possibile e morire

di vecchiaia).

- Essere ideale sia per cucinare, sia per conservare i cibi (abitudine che già oggi noi pratichiamo quotidianamente) perché, per tutti noi, va da sé, che una pentola che cuoce un alimento può tranquillamente conservarlo.

- Essere priva di un rivestimento asportabile, che poi noi mangiamo insieme ai tortellini del pranzo della domenica, o anche il giorno dopo insieme agli spaghetti a vongole del lunedì (da bravi cuochi abbiamo fatto saltare in padelle quelle stupende vongole veraci, che graffiano lo strato antiaderente) e il giorno dopo ancora...e così la nostra vita si accorcia!

- Rispettare e preservare anche durante la cottura le componenti organolettiche e nutrizionali dell'alimento crudo. Tale aspetto è importante, perché se uso, per esempio, la stessa friggitrice per cuocere le patate o il merluzzo impanato, come mai i due cibi hanno lo stesso sapore?

Alla fine della verifica, potrete avere tre possibili reazioni:

1) Correrete in negozio a comprarla, e quindi appartenete alla categoria delle persone ottimiste, o ancora meglio della categoria di "chi si accontenta gode".

2) Esclamerete: "Aiuuutoooo!" e tutto il mondo vi crollerà addosso, perché anche questo ennesimo test è finito male: quindi appartenete alla fetta della popolazione pessimista.

3) Ripeterete nella mente la frase "Aspetta e spera che poi si avvera" tra il romantico e il fantasy: allora appartenete alla grande famiglia dei sognatori, che cammina senza mai poggiare i piedi a terra, la cui fiamma interiore non si spegne mai neppure dopo un'alluvione con tsunami.

Forse in questo modo vi ho un po' confuso le idee, ma prima di rimescolare le vostre certezze con le incertezze della scienza e le vostre incertezze con le certezze della scienza, spero di essere riuscito a strapparvi un sorriso prima di farvi "digerire il resto del "mattone". Pardon,

"Prima di rimescolare le vostre certezze con le incertezze della scienza e le vostre incertezze con le certezze della scienza, spero di essere riuscito a strapparvi un sorriso"

volevo dire "farvi leggere la parte più interessante del libro".

Padelle antiaderenti in pietra

Oggi, le padelle più in voga e sponsorizzate dalla grande distribuzione sono quelle antiaderenti in pietra. Purtroppo, la loro eccezionale qualità di antiaderenza non è data dalle micro/nanoparticelle in pietra o altro minerale (titanio, quarzo, marmo, silicio), di cui non siamo sicuri neanche che siano presenti nello strato antiaderente, ma da una miscela di sostanze chimiche altamente dannose alla salute quali il PTFE, più comunemente conosciuto con il nome commerciale di TEFLON, il PFOS e il PFOA. Il polimero perfluorato più famoso è il PTFE, che tra l'altro viene impiegato nell'abbigliamento tecnico sportivo, nei fili interdentali e come rivestimento antiaderente nelle stoviglie. Si tratta di un polimero che ha sbalordito per le sue eccezionali proprietà, dalla sua inerzia chimica, alla scorrevolezza e antiaderenza. Il PTFE viene prodotto ad alte temperature, usando come monomeri il tetrafluoroetene e il perfluorobutil-etilene (PBTE) in percentuale superiore allo 0,1% per effettuare il rivestimento antiaderente delle pentole. Il processo industriale prevede un trattamento termico per fissare il polimero a 380°C per almeno un'ora e, in alcuni casi, si superano i 430°C per cinque minuti. Il PBTE è un gas volatile altamente tossico, di cui non si conosce la massima dose tollerabile ma, secondo il parere dell'EFSA (EFSA Journal 2011;9(2):2000), poiché si tratta di una molecola che nel prodotto finale è presente in bassissime concentrazioni ed essendo volatile, tende ad allontanarsi spontaneamente dallo strato antiaderente. Rispettando dunque le istruzioni d'uso del costruttore, l'esposizione al PBTE risulterebbe trascurabile per la salute umana.

Le ditte più attente agli allarmi frequenti sui social network stanno progressivamente sostituendo i famosi PFOS e PFOA con altri prodotti, riportando sulle confezioni che il rivestimento antiaderente è atossico perché non li contiene. Ma forse queste ditte ritengono che ci accontentiamo di quest'ultima spiegazione. In realtà, noi vogliamo sapere con esattezza la composizione del nuovo antiaderente misterioso, protetto da un brevetto, ma che, probabilmente, non protegge la nostra salute. Le stesse ditte dovrebbero dirci se si tratta di analoghi strutturali che hanno, quindi, le stesse caratteristiche chimico-fisico e tossicologiche dei perfluorocarburi. Per esempio, l'ultima novità nel mondo delle pentole antiaderenti è costituita dai rivestimenti chiari e stone-look, apprezzati nel campo della ristorazione professionale, per poter meglio controllare il grado di limpidezza del cibo in fase di cottura. In alcuni casi, si fa ricorso alla deposizione di uno strato a elevata durezza superficiale di nanoparticelle di ossidi di titanio tra il substrato metallico e il rivestimento antiaderente, per conferire a quest'ultimo una maggiore resistenza al graffio. Peccato che le nanoparticelle in titanio sono cancerogene[32,33] se ingerite! In definitiva, bisogna evitare di acquistare e utilizzare le pentole antiaderenti in perfluorocarburi. L'azione abrasiva a cui lo strato antiaderente è sottoposto e l'aggressione chimica degli alimenti (acidi corrosivi) tendono a danneggiare lo strato superficiale, che, prima o poi, rilascia i pericolosissimi perfluorocarburi. In questa valle di lacrime, mi sento però di darvi una buona notizia: ci sono validissime alternative che visioneremo in seguito e che mettono d'accordo portafoglio e salute, anche se l'uovo fritto o la caramellizzazione dello zucchero non avranno gli stessi risultati in termini di antiaderenza. Le uniche pentole rivestite, degne di nota, sono quelle costituite da uno strato di vera ceramica. Anche in questo caso, però, bisogna stare attenti: prima di correre alla cassa del negozio, bisogna accertarsi che si tratti di un vero strato di ceramica e non di uno di perfluorocarburi camuffato da candida ceramica. È, infatti, molto probabile che il sottile strato superficiale bianco, che risulta in parte rimosso proprio sui bordi della pentola che collidono con il coperchio, a causa di un lieve attrito tra le due parti, non sia di ceramica ma di perfluorocarburi del colore tipico della ceramica. Se invece il produttore certifica che si tratta di vera ceramica, è importante che lo strato superficiale abbia uno spessore sufficientemente alto da non mostrare lo strato sottostante di metallo se graffiato con un oggetto metallico: più spesso è lo strato della ceramica e maggiore sarà la durata della padella e la sua sicurezza in termini di contaminazione dallo strato di metallo sottostante. Ultimamente, ha fatto il suo ingresso nel mondo delle pentole il rivestimento in materiale "simil-ceramica" realizzato con tecnologia SOL-GEL. Si tratta di una miscela di componenti organici (perfluorocarburi) e inorganici (ossidi metallici) aventi proprietà intermedie tra quelle dei polimeri organici e degli ossidi vetrosi. Il rivestimento ottenuto è dotato di proprietà antiaderenti inferiori a quelle dei rivestimenti tradizionali a base di perfluorocarburi (PFOA, PFOS) ed è improbabile effettuare una cottura a secco senza l'aggiunta di condimenti. Inoltre, i rivestimenti "simil-ceramica" di natura vetrosa sembrano più fragili rispetto a un rivestimento polimerico, per cui, per preservare più a lungo le prestazioni delle pentole dei rivestimenti ceramici, si consiglia di ridurre i lavaggi in lavastoviglie.

Pentole in acciaio

Gli acciai inossidabili sono oggi i più utilizzati per la produzione di pentole, anche di alta qualità. Essi sono, fondamentalmente, delle leghe di ferro caratterizzate da una notevole resistenza alla corrosione, specie in aria umida o in acqua dolce, anche ad altissime temperature. Tale capacità di resistere alla corrosione è dovuta alla presenza di elementi di lega, principalmente cromo, in grado di passivarsi, cioè di ricoprirsi di uno strato di ossidi sottile e aderente, praticamente invisibile, di spessore pari a pochi strati atomici (dell'ordine dei 0,3-5 nm), che protegge il metallo dall'azione degli agenti chimici corrosivi esterni contenuti negli alimenti. L'acciaio più diffuso per la produzione di pentole stainless (cioè inossidabili) è quello 18/10. Esso ha un tenore di cromo del 18% e di nichel del 10%. Oltre a questi due elementi, possiamo avere anche altri metalli che ne migliorano le prestazioni, come il titanio e il molibdeno. Ovviamente è inutile ricordarvi, cari lettori, che questi metalli, anche se sono necessari per alcune funzioni cellulari del nostro organismo soprattutto come coenzimi, devono essere assorbiti in piccolissime quantità per evitare eventi avversi. Il nichel sembra essere sicuramente l'elemento più pericoloso per il suo potenziale allergizzante; inoltre, i suoi sali esercitano un'azione tossica, perché risultano irritanti per la mucosa gastrointestinale. Gli ossidi di cromo, che sono i responsabili del processo di rigenerazione della patina anticorrosiva del metallo, se graffiato o aggredito da acidi o basi, vanno però distinti dal temutissimo cromo esavalente, che ha un altissimo potere ossidante ed è un potentissimo cancerogeno, mutageno. In definitiva, sarebbe opportuno limitare l'uso di pentole in acciaio inox a cotture veloci in presenza di acqua come mezzo di trasmissione del calore (bolliti, brasati, stufati), in quanto le sollecitazioni meccaniche e l'azione corrosiva degli alimenti acidi potrebbero trasformarle in una fonte di metalli pesanti (molibdeno, nichel e cromo), che vengono rilasciati negli alimenti e che, a loro volta, possono essere la causa o la concausa di numerosi disturbi o patologie più serie.

Pentole pressofuse o stampate di alluminio senza rivestimento antiaderente

L'alluminio è il metallo più comune nella crosta terrestre. Esso è presente in ultra-tracce in vari alimenti quali cereali e derivati (pane, pasta, ecc.), nelle verdure (spinaci e insalata) e addirittura nell'acqua potabile. Infatti, i sali di alluminio vengono comunemente utilizzati in alcuni metodi di potabilizzazione. Secondo la normativa italiana, l'acqua potabile prevede una concentrazione massima accettabile fino a 200 mcg/litro.

L'alluminio ha un ruolo fisiologico come attivatore di enzimi e il nostro fabbisogno, probabilmente, si aggira intorno a 1 mg al giorno[28]. Generalmente, i recipienti in alluminio vengono prodotti mediante due tecnologie: per deformazione plastica a freddo (imbutitura, stampaggio, forgiatura a freddo) oppure per pressofusione.

Nel primo caso, il manufatto viene ottenuto per deformazione a freddo di una lastra di alluminio. Nel secondo caso, il manufatto viene ottenuto iniettando il metallo allo stato fuso all'interno di uno stampo metallico. I prodotti pressofusi hanno il vantaggio di essere dotati normalmente di spessori molto elevati. Purtroppo, le parti non verniciate delle pentole pressofuse lavate in lavastoviglie, tendono a ossidarsi molto velocemente venendo ricoperte da una patina opaca.

Le principali caratteristiche delle pentole in alluminio sono la leggerezza e l'elevata conducibilità termica, ma l'aspetto negativo è che il cibo tende ad attaccarsi sul fondo, soprattutto se lo spessore del tegame non è sufficientemente alto da evitare la formazione dei cosiddetti punti di surriscaldamento. Inoltre, lo spessore garantisce che il fondo del tegame non si deformi in seguito a surriscaldamento, in quanto l'alluminio tende a piegarsi ad elevate temperature. È quindi sempre preferibile acquistare, se necessario, pentole con fondo. Al primo utilizzo bisogna pulire attentamente le pentole, sciacquarle con acqua bollente e asciugarle; successivamente, bisogna ungere l'interno con un poco di olio o burro e lasciare riposare per qualche ora, poi risciacquare. Non bisogna usare le pentole per conservare i cibi fuori dall'ambiente refrigerato oltre ventiquattro ore. Inoltre, la patina scura che si forma all'interno delle pentole è dovuta all'ossidazione del metallo, una vera e propria barriera protettiva inerte che non va tolta. Durante la cottura dei cibi, bisogna aggiungere il sale solo all'ultimo momento, per esempio quando l'acqua bolle e non prima per impedire che la soluzione salina aggredisca il metallo. L'alluminio è, inoltre, idoneo alla cottura a induzione se viene applicato al fondo della pentola un disco in acciaio ferritico.

A mio avviso, tutti gli utensili da cucina in alluminio vanno evitati, poiché noi siamo già soggetti a un'esposizione multipla a questo metallo, costituita da numerose fonti quali cosmetici, medicinali, imballaggi o barattolame per conserve rivestito internamente in alluminio. La sommatoria di tutti questi elementi potrebbe superare la soglia di esposizione raccomandata e, quindi, generare problemi di tossicità acuta o cronica. Inoltre, il consumatore deve adottare abitudini e accorgimenti per ridurre la migrazione del metallo, che avviene a contatto con alimenti acidi, salati e a temperatura ambiente o superiore. Infine, vanno assolutamente evitati tegami e stoviglie in alluminio per le persone in condizioni fisio-patologiche particolari come gli anziani e i neonati[28]. Nell'ottica di ridurre altre fonti domestiche di alluminio, è sconsigliato l'uso dei deodoranti e antitraspiranti spray contenenti alluminio cloroidrato. Esistono in commercio valide alternative naturali ed è sempre preferibile l'uso di deodoranti roll-on perché almeno evitiamo di inalare direttamente il metallo ogni mattina dopo una "doccia salutare" con una bella e abbondante spruzzata alle ascelle.

Pentole di ferro

Il ferro è un materiale adatto a qualsiasi tipo di cottura, tradizionale (a gas o elettrico), alla cottura a induzione e a quella in forno. Il ferro è un metallo molto resistente nel tempo e evita sbalzi termici improvvisi che possono alterare il sapore dei grassi. Nonostante non abbia un vero e proprio rivestimento antiaderente, con l'utilizzo di pochi grassi (olio e burro) si ottengono comunque risultati soddisfacenti. È un eccellente catalizzatore della famosa reazione di Maillard[31] molto importante per ottenere cibi appetitosi e gustosi, che tratteremo approfonditamente nel capitolo successivo.

Questa reazione chimica[31] è la più importante in cucina. Si tratta di un processo chimico che avviene ad alte temperature, solitamente tra i 140° e i 180°, e che coinvolge gli aminoacidi delle proteine e degli zuccheri che, sottoposti ad alte temperature in un determinato arco di tempo, danno un colore brunastro alla superficie dei cibi, meglio conosciuto con il termine "caramellizzazione". Questo tipo di padella è adatto a molti tipi di cibi: vi si possono friggere patatine, saltare verdure, rosolare qualsiasi tipo di carne e fare anche le grigliate di pesce. Punto debole della pentola in ferro è la sua manutenzione, perché non va mai lavata con acqua. In genere, la si trova in commercio già unta con un olio che la preserva dalla ruggine. Per eliminare l'olio industriale, di cui, ovviamente, non ci fidiamo, la pentola va messa in forno a 150°C per circa trenta minuti, e poi fatta raffreddare. Infatti, il processo di riscaldamento permette all'olio di emergere e di addensarsi sulla superficie metallica, facilitandone l'asportazione meccanica con un panno pulito in fibra vegetale (cotone o lino) o con carta di pura cellulosa non riciclata. A questo punto la pentola è priva del suo strato protettivo e va quindi ritrattata con olio per renderla antiaderente a anticorrosiva: si passa alla cosiddetta fase della bruciatura. L'intera superficie della pentola, interna ed esterna, va spennellata leggermente con olio biologico di semi di mais o girasole spremuti a freddo, avendo cura di non creare chiazze, e infornata per circa trenta minuti. Trascorso il tempo, si tira fuori e si fa raffreddare completamente. Questa procedura va ripetuta almeno un'altra volta per creare uno spessore protettivo maggiore. Sulla pentola si formerà una patina che la renderà antiaderente e anticorrosiva. La padella non dovrà più essere lavata con l'acqua, perché tenderà ad arrugginirsi, ma bisognerà sfregarla con sale o bicarbonato per rimuovere le eventuali incrostazioni di sporco formatesi durante la cottura dei cibi.

Pentole in ghisa smaltata o porcellanata

Negli ultimi anni, c'è stata la riscoperta di questa lega metallica che promette bene ed è estremamente versatile. La ghisa è una lega ferro-carbonio, con tenore in carbonio tra 1,9 e 6,5%. Per ottenere determinate proprietà meccaniche o elettriche, di resistenza a usura, corrosione, temperatura e sbalzi termici, si usano ghise speciali, ottenute con l'aggiunta di silicio, nichel, cromo e molibdeno.

In commercio, si trovano pentole in ghisa ricoperte di uno strato di smalto simile per composizione e aspetto alla porcellana. Sulla superficie metallica, si applica uno strato poroso e aderente di spalmatura di quarzo, borace, caolino e acqua, che fonde ad altissime temperature. Un altro strato più fusibile, vetroso, opaco e lucente, è applicato e cotto a 600-900 °C. Grazie a un rivestimento multistrato interno ed esterno con smalto vetrificato, le pentole in ghisa sono versatili e possono essere utilizzate su qualsiasi fonte di calore (forno, piano cottura a induzione, gas e grill) come per qualsiasi tipo di cottura breve, normale o lunga permettendo di bollire, saltare, friggere, cucinare a vapore e grigliare qualsiasi ingrediente. Non assorbe odori né sapori, se completamente smaltata. Bisogna stare però attenti al rivestimento interno perché, spesso, è costituito da uno strato antiaderente in perfluorocarburi e non in smalto vetrificato. In tal caso, a mio avviso, verrebbero meno tutti i vantaggi che offre un materiale così nobile dal punto di vista salutistico. Inoltre, a seconda del modello e della tipologia del materiale, la manutenzione non è sempre facile. Per alcune tipologie di pentole in ghisa, non si deve mai eseguire il lavaggio in lavastoviglie e bisogna aspettare che la pentola si sia raffreddata prima di procedere alla pulizia, per evitare possibili rotture. Inoltre, non si devono usare spugne abrasive ma spugnette antigraffio per rimuovere i residui di cibo e un sapone naturale, solo se necessario.

Con il passare del tempo e dell'usura, lo strato smaltato può cedere e, quindi, è possibile che avvenga la migrazione di metalli potenzialmente pericolosi (cromo, nichel, alluminio, ecc.) [29,30]. Sicuramente nei soggetti allergici al nichel è sconsigliato l'uso di pentole in ghisa. Un aspetto da non sottovalutare, soprattutto per persone con poca forza fisica, è che gli oggetti in ghisa sono pesanti e poco maneggevoli. Infine, le pentole che non hanno il rivestimento protettivo contro la corrosione, hanno una manutenzione molto più complessa e rilasciano maggiori quantità di metalli a contatto con gli alimenti.

Pentole in rame non rivestite

Le pentole di rame fanno parte da sempre della nostra tradizione culinaria, come quelle utilizzate per la preparazione della classica polenta. È, però, pericoloso un uso continuativo di pentole in rame non stagnato per cucinare cibi acidi, che possono favorire l'ossidazione del metallo durante la cottura quali i pomodori e derivati (ricchi di acidi citrico e malico), salse agrodolci come maionese (perché contiene succo di limone) e ketch-up (perché contiene pomodoro) e il vino usato per "sfumare" numerosi piatti della nostra tradizione culinaria, ricco di numerosi acidi organici come l'acido malico e l'acido tartarico. Le ricette che prevedono l'aggiunta di ingredienti acidi o addirittura la cottura stessa in aceto, o succo di limone (acido citrico), metodi ampiamente utilizzati in cucina per conservare o preparare una vasta gamma di alimenti dai vegetali al pesce (come la famosa "marinatura"), vanno evitati. Anche la caseina contenuta in latte e derivati è in grado di legare molecole di rame e liberarle, poi, sotto l'azione degli acidi gastrici del nostro apparato gastro-intestinale.

Col passare del tempo, questo metallo si ricopre di un sottile film scuro di ossido rameoso che poi si trasforma, lentamente, in carbonato di colore verde detto verderame. Questo complesso è ampiamente utilizzato in agricoltura come antiparassitario da oltre un secolo, tende ad accumularsi nel terreno alterando la microflora residente e raggiunge anche la falda acquifera sottostante, determinando gravissimi rischi ambientali e tossicologici. Dunque, per evitare la formazione del verderame, è necessario rimuovere completamente il film scuro di ossido di rame lavando la pentola con aceto o succo di limone e sale. Se il verderame è già presente, la pentola andrebbe immersa in una soluzione abbastanza concentrata di acqua e ammoniaca che è in grado di sciogliere la patina, colorando l'acqua di blu scuro.

Il verderame, come carbonato di rame ($CuCO_3$), per poter essere solubilizzato, "staccarsi" dalla superficie del recipiente e migrare negli alimenti, deve dissociarsi nei suoi singoli componenti quali il catione rame bivalente e l'anione carbonato, secondo una reazione di equilibrio quasi del tutto spostata a sinistra (quindi gli ioni che passano in soluzione sono pochissimi): $CuCO_3(s) \leftrightarrow Cu^{+2} + CO_3^-$

Quando, però, la pentola entra in contatto con agenti sequestranti lo ione rame, ne provoca la dissoluzione, oppure, come più probabilmente capita, lo ione carbonato reagisce con le sostanze acide trasformandosi in acido carbonico e in anidride carbonica (gassosa) e acqua:

$$CO_3^{2-}+H^+\leftrightarrow HCO^3 \text{'}>>>>> \quad HCO_3^-+H^+\leftrightarrow H_2CO^{3-} \quad >>>>>$$
$$H_2CO_3\rightarrow H_2O+CO_2 \text{ (anidride carbonica)}.$$

Pertanto, il mio consiglio è di evitare di usare pentole di rame non stagnate, perché il rame è un materiale che si ossida facilmente in forme tossiche assimilabili.

Pentole in rame stagnato

Quando le pentole in rame vengono sottoposte a un processo di stagnatura, eseguito a fiamma nella loro parte interna, il rame viene ricoperto e protetto da uno strato di stagno che è un metallo igienico, un buon conduttore di calore e ha un buon profilo di sicurezza. Con il tempo, lo strato di stagno tende a scurirsi, sia per effetto delle alte temperature che per l'azione di cibi acidi (sughi al pomodoro, aceto, ecc.), ma si tratta di una patina protettiva che non altera le proprietà igieniche del rivestimento e non pregiudica la cottura dei cibi. Bisogna, però, stare attenti che non emerga lo strato sottostante di rame: in tal caso, è necessario far ristagnare la pentola da mani esperte o eventualmente sostituirla.

Sono stati pubblicati numerosi studi scientifici[28-30] condotti per valutare la contaminazione da stagno, soprattutto di cibi conservati in scatole in banda stagnata, che contengono alimenti commerciali come tonno, pelati e simili. Questi studi hanno dimostrato che il processo di destagnatura è lento e la contaminazione degli alimenti non è significativa per la salute umana.

La manutenzione del rame esterno è particolarmente laboriosa perché tende a ossidarsi (verderame), per cui, per riottenere la sua proverbiale lucentezza, è necessario preparare una soluzione di aceto o succo di limone, sale e acqua, e passarla delicatamente sulla superficie esterna, così come descritto dal produttore. Inoltre, per preservare e pulire lo strato di stagno, bisogna stare attenti ai seguenti punti:

- evitare che si graffi irreparabilmente durante la cottura alle alte temperature. Lo stagno tende ad ammorbidirsi verso i 230°C (che corrisponde al suo punto di fusione), per cui è più facile danneggiare il rivestimento con un mestolo metallico o con spugne abrasive per rimuovere lo sporco, subito dopo la cottura, o con alimenti particolarmente duri come i gusci dei molluschi di mare durante la cottura.

- Mettere la pentola sul fuoco, ungendola preventivamente con un uno strato di olio o burro per potenziare la sua azione antiaderente e impedire che l'alimento da cuocere entri direttamente a contatto con il metallo e si attacchi irrimediabilmente a esso.
- Togliere il cibo subito dalla pentola, una volta cotto.

Pentole in ceramica

I materiali in ceramica sono stati adottati sin dall'antichità. Infatti, la parola ceramica deriva dal nome greco dell'argilla (κέραμος), il cui componente principale è il silicato di alluminio. La più semplice forma della ceramica si trova negli oggetti formati di solo impasto, cioè di terracotta, fatta con un'argilla che cuoce porosa e colorata e senza applicazione di rivestimento. I rivestimenti che la rendono impermeabile, antiaderente e resistente agli attacchi di acidi e basi, si possono ridurre a due tipi: le vernici e gli smalti. Le vernici sono trasparenti e di esse quella a base di piombo, (vernice piombifera) detta anche vetrina o cristallina, fonde a temperatura relativamente bassa; quelle boraciche e feldspatiche sono più proprie delle porcellane, perché hanno un più alto punto di fusione di temperatura. Tra gli smalti, il più usato per le ceramiche è quello bianco, brillante, all'ossido di stagno. Smalti e vernici possono contenere colori vetrificabili, dovuti a ossidi metallici, i quali, uniti ai necessari fondenti, secondo la temperatura e l'atmosfera del forno (ossidante o riducente), si comportano in modo diverso e danno, quindi, manufatti con caratteristiche diverse. Spesso, per fissare il rivestimento occorrono più cotture successive a quella per la formazione del manufatto grezzo.

Per superare il problema della conduzione su fiamma viva dei manufatti ceramici, sono stati prodotti fondi di metallo, acciaio, rame o alluminio, che sfruttano tutte le proprietà dei metalli (conducibilità, resistenza agli sbalzi termici, ecc.) rivestiti da uno strato di ceramica, antiaderente, atossico ad alta resistenza al graffio, non poroso. In realtà, nella maggior parte dei casi, non si tratta di ceramica ma di un multistrato di nanoparticelle di ceramica incollato al substrato metallico con adesivi e altri componenti chimici, di cui sappiamo ancora troppo poco per stare tranquilli. Comunque, è sempre buona abitudine acquistare le pentole con la certificazione del produttore che lo strato di ceramica non contenga metalli pesanti come il piombo, il cadmio, l'alluminio e perfluorocarburi.

Uno studio[29] pubblicato nel 2014 da Rebeniak, ha misurato la migrazione di cadmio e piombo da 1273 manufatti in ceramica e vetro. In particolare, il vasellame colorato a contatto con alimenti acidi contenenti aceto, limone, pomodori o altro è risultato in grado di estrarre in maniera significativa i metalli pesanti. Lo studio conclude che i limiti di migrazione dei metalli pesanti fissati dalla legislazione UE dovrebbero essere abbassati alla luce delle nuove evidenze scientifiche, in quanto i materiali in ceramica, a contatto con gli alimenti, sono una delle principali fonti di cadmio e piombo per l'uomo. Per esempio, per un bambino di venti chili, il valore del piombo potrebbe essere superato di oltre trenta volte e quello del cadmio di circa quattro volte. Oltre alla cessione di cadmio e piombo da ceramica e vasellame in vetro, che devono rientrare nei limiti previsti dalla Direttiva europea 84/500/EC, è ben documentato in letteratura[30] la cessione anche di altri metalli pesanti come nichel e cromo, i cui limiti, però, non sono stati previsti dalla normativa europea. In un recente studio[30] sono stati analizzati i livelli di nichel e cromo in 172 manufatti di ceramica e 52 oggetti in vetro destinati a venire a contatto con alimenti e bevande. I risultati sono stati tutti al di sotto della sensibilità dello strumento, tranne in un caso, per cui, almeno per questi due metalli pesanti, è da escludere che vetro e ceramica possano rappresentare una fonte di esposizione per l'uomo.

Pentole in terracotta grezza o smaltata

La terracotta si differenzia dalla ceramica in parte dalla composizione del materiale, perché fatto con pasta porosa, e in parte dal processo di cottura (a temperature più basse) e lavorazione. Per ottenere tegami impermeabili, a bassa porosità e anticorrosivi, la terracotta viene rivestita da smalti o vernici con metodiche simili alle ceramiche. La pentola in terracotta è ideale per cotture lente di legumi, cereali integrali, stufati e minestroni. Mentre tutti i tegami in metallo assorbono rapidamente il calore, e altrettanto rapidamente lo trasmettono al cibo, la terracotta funziona come un isolante: si scalda molto lentamente, e cede molto lentamente il calore che ha assorbito. Però, bisogna stare molto attenti ai bruschi sbalzi di temperatura, perché se la terracotta viene prelevata dal frigo e messa direttamente sulla fiamma per riscaldare il cibo, si rischia di romperla a causa dello sbalzo termico. Allo stesso modo, quando viene tolta dal fornello, bisogna attendere che si raffreddi lentamente prima di lavarla con l'acqua fredda. In fase di acquisto, bisogna scartare le terrecotte smaltate con vernici troppo colorate o giallastre provenienti da Asia o Africa, che potrebbero ancora essere prodotte con coloranti a base di piombo. Leggere attentamente le avvertenze del produttore, perché le aziende migliori garantiscono l'assenza di piombo, cadmio e altri metalli pesanti e un rivestimento vitreo a base di silicato calcio atossico.

Ultimamente, si stanno diffondendo anche pentole in terracotta non smaltate che, in realtà, sono state le prime a essere utilizzate fino all'epoca preindustriale. Per i materiali non smaltati non ci sono particolari problemi di tossicità ma, a causa della porosità della materia, tendono a trattenere sapori e odori e a rilasciarli all'alimento cotto successivamente. Per esempio, una pentola, in cui è stato cotto un ragù di carne, non potrà essere utilizzata per un brodetto di pesce! L'argilla assorbe anche le sostanze potenzialmente tossiche come i detersivi, quindi, è bene effettuare il lavaggio solo con acqua e una spugna non abrasiva. Le pentole smaltate possono essere lavate anche in lavastoviglie se indicato dal produttore, perché perfettamente impermeabili. Sia le pentole smaltate, sia quelle non smaltate vanno pretrattate al primo utilizzo, in quanto bisogna saturare tutti i pori immergendole in acqua per tutta la notte, perché in fase di produzione, dopo la seconda cottura (la smaltatura avviene a 1500 gradi centigradi), le pentole si disidratano, perdendo l'umidità interna e quindi, in questo modo, si idrateranno di nuovo. Se si vuole togliere il caratteristico sapore di terra, si possono trattare con aglio, oppure con una bollitura di acqua e latte. In realtà, l'usanza di strofinare la pentola di terracotta ha le sue origini in quei tempi in cui le terrecotte non venivano smaltate e, quindi, le pareti delle pentole rimanevano porose e assorbenti.

L'utilizzo dell'aglio aveva lo scopo di riempire i pori, ed evitare che lo facessero i residui di cibo, soprattutto di impermeabilizzare per evitare le infiltrazioni dei liquidi di cottura. Queste pentole inoltre, dopo ogni lavaggio, vanno lasciate asciugare completamente, riponendole in un ambiente ventilato non chiuso, perché l'umidità penetrata all'interno potrebbe far sviluppare delle muffe nello spessore poroso ed essere responsabili del caratteristico cattivo odore. Lo spargifiamma serve anche a evitare che, dopo la cottura, si creino quelle fastidiose bruciature sul fondo della pentola ma, se si usa un fornello con la fiamma larga e bassa, non ci sono problemi. Si tratta comunque di pentole poco maneggevoli, perché pesanti e che si potrebbero rompere facilmente in seguito a un urto.

Pirofile in porcellana

Una valida alternativa alla terracotta rivestita è la porcellana fatta da pasta compatta e cotta a più alte temperature. Essa è un particolare tipo di ceramica che si ottiene a partire da impasti con presenza di caolino, feldspato, quarzo e per cottura a temperature tra i 1300 e i 1400 °C. Si tratta di un materiale di colore bianco, impermeabile all'acqua, resistente agli stress termici, quindi non teme il congelatore né il forno. Non si lascia intaccare nemmeno da una punta d'acciaio e resiste ai reattivi chimici a eccezione di alcali caustici e dell'acido fluoridrico. È di facile manutenzione, ma non è adatta a cottura tradizionale a gas o a induzione, perché non assorbe né trasmette efficientemente il calore, rischiando di rompersi sulla fiamma viva.

Oggetti in vetro (giare, piatti, bicchieri, vasi)

Il vetro è un materiale eccezionale per la sua elevata versatilità negli usi di tutti i giorni. Il vetro incolore degli oggetti comuni, come i bicchieri, è costituito da silicato e ossidi alcalini (sodio, potassio e magnesio) e dovrebbe essere completamente atossico[29,30]. In realtà, il vetro può essere colorato a caldo per aggiunta di particolari sali o ossidi metallici fusi diluiti nella massa vitrea, per conferire un colore omogeneo (cloruro di cadmio per il rosso, biossido di manganese per il rosa, ferro per il colore verde). I bicchieri di vetro colorato, che usiamo regolarmente, contengono piombo e cadmio, due sostanze tossiche per la salute[29-31]. In uno studio[31] pubblicato dall'equipe del professor Andrew Turner dell'Università di Plymouth, sono stati analizzati settantadue differenti utensili, dai bicchieri di uso comune, ai boccali di birra, brocche da vino, bicchieri colorati e decorati. L'indagine ha evidenziato che circa il 70% dei prodotti utilizzati comunemente contengono altissimi livelli di cadmio e piombo usati spesso, insieme, per colorarli. Gli studiosi hanno spiegato che l'esposizione alle sostanze tossiche utilizzate per la lavorazione del vetro come i metalli pesanti, avviene perché esse sono facilmente estraibili a contatto con gli acidi delle bevande zuccherate, nell'aceto e nelle salse di pomodoro, creando conseguenze disastrose al nostro organismo[31]. Il vetro non colorato, quindi, è di gran lunga il migliore materiale per la conservazione di cibi e bevande, compresa l'acqua che beviamo tutti i giorni.

Pentole in vetro resistente alle alte temperature (Boro-Silicato)

Se si aggiunge ossido di boro al composto base del vetro, sostituendolo in parte ai metalli alcalini (sodio e potassio) e alcalino-terrosi (calcio e magnesio), insieme a piccole percentuali di alluminio, fusi ad altissime temperature, lavorati e successivamente temprati con cottura in forno a 600-650°C, si ottiene un prodotto finale molto trasparente con superficie non porosa e resistentissimo agli sbalzi termici. Le pentole di boro-silicato possono essere usate nei congelatori, nei forni tradizionali e in quelli a microonde. Inoltre, sono resistenti alle sollecitazioni meccaniche, non si graffiano e non si rompono facilmente come quelle in vetro tradizionale, hanno un'alta resistenza alla corrosione e si puliscono facilmente.

Il boro è un elemento molto raro in natura e si estrae come borace da alcune miniere negli Stati Uniti e in Turchia. Esso è, inoltre, un oligoelemento molto importante nel regno vegetale ed è presente in pere, uva, prugne, datteri, frutta secca, cavolfiori, funghi e legumi. Il boro ingerito viene trasformato in idrossido di boro $B(OH)_3$ e viene assorbito in questa forma al 90%. Si accumula nelle ossa e nelle unghie e viene eliminato esclusivamente per via renale. Il suo ruolo fisiologico consiste in una maggiore ritenzione di calcio e magnesio e, quindi, permette un maggior trofismo delle ossa (anche nella prevenzione dell'osteoporosi) e del sistema nervoso, influenzando il movimento transmembranario di anioni e cationi. Il fabbisogno giornaliero di boro per gli esseri umani potrebbe essere intorno a 1 mg/die e il limite massimo di 10 mg/die per evitare fenomeni di tossicità.

I tegami in borosilicato sono particolarmente adatti a chi è allergico al nichel (ma non all'alluminio) e hanno un eccellente profilo di sicurezza per l'assenza di metalli pesanti come il piombo, e il cadmio, caratteristiche che vanno verificate sempre al momento dell'acquisto, leggendo quanto dichiarato dal produttore. La versatilità del boro-silicato è limitata dal fatto che le pentole non possono essere utilizzate direttamente sulla fiamma viva o sulla piastra a induzione. Quindi, si consiglia sempre l'uso dei frangifiamma per evitare il fenomeno dei punti di surriscaldamento soprattutto nelle cotture lente.

Pentole in vetroceramica

Così come il boro-silicato è stata un'evoluzione del vetro naturale, la vetroceramica è stata un'ulteriore evoluzione del boro-silicato. Difatti, la vetroceramica ha molte delle caratteristiche sia del vetro che della ceramica; si ottiene attraverso la cosiddetta "cristallizzazione controllata", diversamente dalla cristallizzazione spontanea tipica nella manifattura del vetro. La vetroceramica si ottiene attraverso due fasi. La prima consiste nella formazione del vetro mediante un classico processo di manifattura del vetro partendo da silicati di litio, zinco o alluminio. Successivamente il vetro viene raffreddato e, dunque, riscaldato nella seconda fase. In questo trattamento a caldo, il vetro cristallizza parzialmente, acquistando straordinarie proprietà termo-meccaniche. Infatti, le pentole in vetroceramica hanno una tale resistenza termica che possono essere direttamente messe a contatto con tutti i piani di cottura, compreso il gas a esclusione della piastra a induzione.

Le pentole di vetroceramica hanno una buona antiaderenza, non assorbono odori e non contengono metalli pesanti, come nichel e cromo, per cui sono indicate per persone che sono allergiche ai metalli o affette da sensibilità chimica multipla. Anche se non necessario, si consiglia l'uso dei frangifiamma per evitare il fenomeno dei punti di surriscaldamento soprattutto nelle cotture lente.

Pietra ollare (pentole e piastra)

La pietra ollare è una roccia metamorfica diffusa in tutto il mondo, può assumere colorazioni diverse, dal grigio, al verde, al nero. È costituita da materiali inerti quali talco (silicato di magnesio) e dolomite (carbonato di calcio e magnesio), ma anche da cloriti di ferro e di alluminio responsabili delle venature verdastre. Si tratta di una tipologia di pietra che ha eccellenti proprietà antiaderenti, è molto resistente alle alte temperature, ma soffre gli sbalzi termici. Le sue principali peculiarità sono la conduzione termica (circa dieci volte maggiore rispetto al materiale refrattario) e la eccellente capacità di accumulare calore, che è superiore di oltre due volte rispetto ai mattoni tradizionali. Sia la piastra che le pentole in pietra ollare devono essere riscaldate lentamente. Per la pietra ollare, è sufficiente una fiamma molto bassa durante la cottura per permettere una distribuzione uniforme del calore, mantenere una temperatura costante ed evitare punti di surriscaldamento. La sua naturale antiaderenza permette di cucinare in modo sano senza l'aggiunta di grassi. A differenza delle griglie tradizionali, i grassi non colano sulla brace, quindi, non si creano fumi dannosi alla salute. Se si vuole dare sapore agli alimenti sulla piastra o in pentola, è sufficiente aggiungere delle erbe o delle spezie, oppure marinarli preventivamente nel vino o nell'aceto balsamico. È possibile aggiungere un filo di olio extra-vergine di oliva, dopo la cottura, sul cibo già impiattato.

Bisogna stare attenti alla manutenzione prevista al primo utilizzo delle pentole o piastre in pietra ollare per preservarne a lungo le caratteristiche. È necessario lavarle accuratamente con acqua salata e asciugarle bene, evitando l'uso di qualsiasi tipo di detersivo. Successivamente, vanno unte completamente con olio extra-vergine di oliva e devono essere lasciate riposare per almeno ventiquattro ore prima di utilizzarle, in modo che l'olio, nel frattempo, venga assorbito.

Negli utilizzi successivi, è possibile controllare che la pietra ollare abbia raggiunto la giusta temperatura di cottura facendo cadere su di essa una goccia di aceto, che dovrà evaporare subito. La cottura degli alimenti può avvenire posandoli direttamente sulla pietra ollare, oppure al cartoccio, cottura particolarmente adatta per gli ortaggi e per i tuberi (patate, zucchine, melanzane, ecc.). Per ottenere una cottura ottimale dei cibi, si consiglia di rispettare uno spessore non superiore al mezzo centimetro. La pietra ollare può essere impiegata anche per la cottura del pesce e della carne ma, a causa della sua porosità, tende a trattenere sapori e odori, per cui andrebbero usate due distinte superfici per evitare di mescolare i sapori. Come già accennato sopra, le pentole in pietra ollare trattengono in modo efficiente e a lungo il calore, rilasciandolo al cibo in modo ottimale, per cui possono essere utili per mantenere i cibi al caldo anche per alcune ore.

Bisogna attendere che la pietra si sia completamente raffreddata prima di procedere alla sua pulizia, per evitare gravi ustioni: non bisogna mai toccare a mani nude la pietra e qualsiasi suo supporto in metallo, quando è in cottura o subito dopo. Per preservare la sua integrità da crepe e rotture dovute a sbalzi termici, basta evitare di immergerla in acqua fredda, come già detto prima. Non bisogna mai utilizzare alcun tipo di detergente chimico per pulire la pietra ollare, poiché la sua superficie è porosa e potrebbe dunque assorbire sostanze indesiderate, con il rischio che vengano poi liberate durante la cottura degli alimenti. È preferibile usare acqua e aceto, oppure acqua e limone per neutralizzare odori e sapori e, eventualmente, una spugna non abrasiva per la rimozione di eventuali grumi formatisi sulla sua superficie durante la cottura. Ci sono alcuni siti web che consigliano di rivestire la superficie della pietra ollare con della carta di alluminio per rendere più semplice la sua pulizia ma, in questo modo, perderemmo tutti i vantaggi di cucinare in modo sano e tipico della pietra ollare. Evitare l'uso della lavastoviglie, che farebbe assorbire detersivi pericolosi.

Degne di nota sono le bellissime bistecchiere di pietra ollare perfettamente inserite in un tegame di rame. Il grosso vantaggio di questa magica combinazione è che, mantenendo inalterate le caratteristiche della pietra ollare a contatto diretto con i cibi, si evitano gli sbalzi termici, zone di surriscaldamento e si garantisce una perfetta uniformità di cottura, mediata dallo strato di rame a contatto diretto con la fiamma e in assenza di oli e grassi.

Le pentole in alluminio con rivestimento interno in argento

Porto all'attenzione di voi lettori questo particolare prodotto, altamente innovativo, in quanto si tratta di pentole ottenute mediante una tecnologia completamente differente rispetto alle altre. Infatti, non parliamo della classica pentola rivestita da uno strato polimerico di perfluorocarburi o nanoparticelle di ceramica o altro materiale spruzzato insieme a collanti chimici che formano un multistrato antiaderente, ma della tecnologia detta "ossidazione anodica". Tale metodica, detta anche "anodizzazione", è un processo elettrochimico controllato che consiste nel far depositare sullo strato nudo di alluminio uno strato superficiale di argento, sotto forma di ossidi anodici, durissimo, inasportabile e resistente alla corrosione e agli insulti meccanici. Lo strato presenta, però, delle microporosità che vengono sigillate con un ulteriore trattamento agli ioni d'argento.

Lo strato non rimovibile di argento (che ha una più alta temperatura di fusione rispetto allo stagno) permette di:

- rispettare le caratteristiche organolettiche dei cibi;
- conservare i cibi anche dopo la cottura, garantendo una certa igienicità date le note proprietà batteriostatiche dell'argento;
- non cedere all'alimento altri componenti se non argento metallico, fino a che lo strato di argento riveste perfettamente quello di alluminio (va però messa in conto un'eventuale cessione di alluminio);
- ottenere una discreta proprietà antiaderente non paragonabile a quella più spinta dei rivestimenti in perfluocarburi (FPOS, FPOA).

L'argento non ha nessun ruolo biologico conosciuto nei nostri meccanismi fisio-patologici, per cui lo strato esterno risulta inerte. È comunque possibile la cessione di piccole quantità di nanoparticelle di metallo, la cui tossicologia è in gran parte ignota. La manutenzione di questa speciale pentola non è particolarmente impegnativa dato che prevede, per il primo utilizzo, un lavaggio con detersivo e, poi, va sempre unta con olio all'interno prima di entrare in contatto con gli alimenti. Se si tratta di cibi acidi, come i pomodori, è necessario utilizzare una maggiore quantità di olio. È ideale per tutti i tipi di cottura, compresa l'induzione, a eccezione del microonde. È possibile lavarla in lavastoviglie.

Pentole in titanio o con rivestimento in titanio

Il titanio è un metallo leggero, noto per la sua resistenza alla corrosione, compresa quella agli acidi molto forti. Esso forma una patina di ossido di titanio a contatto con l'ossigeno dell'aria o con l'acqua, proteggendolo da agenti corrosivi. Poiché si tratta di un metallo inerte è atossico, in quanto non ha alcun ruolo fisio-patologico, risulta un eccellente materiale biocompatibile ampiamente utilizzato in campo protesico. In commercio, è presente sotto forma di biossido di titanio, come pigmento bianco nelle vernici, carta, cementi, plastica, ma anche nelle creme solari grazie alla sua capacità di schermare i raggi del sole. Le pentole in titanio, made in Germany, sono costituite da un fondo di grosso spessore in alluminio pressofuso, molto pesante e poco maneggevole, (ma le troviamo anche in rame), con un rivestimento antiaderente in titanio, senza PFOA né nichel. Purtroppo, non si tratta di uno strato compatto inamovibile dal supporto in alluminio (ottenuto per esempio con ossidazione anodica per l'argento), ma di uno o più strati sovrapposti di micro/nanoparticelle in biossido di titanio e quarzo (biossido di silicio) adese con colle speciali (polimeri siliconici), con eccellenti proprietà antiaderenti ma con una resistenza alle abrasioni molto ridotta, quindi, comportano un alto rischio di cessione delle nanoparticelle in titanio. In uno studio[32] è stata simulata la migrazione delle nanoparticelle negli alimenti venendo a contatto con soluzioni acide (acido acetico al 3%). Inoltre, risulta ben documentato in letteratura[33] come le nanoparticelle in titanio siano in grado di alterare in maniera significativa la flora batterica intestinale e in modelli animali[33] hanno scatenato coliti e lesioni precancerose.

Per abbattere l'esposizione alle nanoparticelle è auspicabile utilizzare pentole completamente in metallo monoblocco, in genere importate dal Giappone, che però hanno una ridotta proprietà antiaderente e non possono essere lavate in lavastoviglie. Si tratta di un mercato di nicchia perché appartengono a una fascia di prezzo molto alta, anche di parecchie centinaia di euro per articolo.

Tabella riassuntiva delle caratteristiche peculiari delle pentole in commercio

Materiale a contatto con i cibi	Praticità §	Antiaderenz a §	Riciclabile	Costi	Piani di cottura non idonei	Cottura senza condimenti	Manutenzione e lavaggio	Lavastoviglie	Agenti contaminanti	Presenza di nichel	Cibi da evitare
Alluminio	1	3	Sì	Medio bassi	Induzione; Microonde	No	Facile	No	Alluminio	No	Acidi, Salati
Pentole in pietra	1	1	Sì	Medio bassi	Microonde	Sì	Facile	Sì	Perfluoro-carburi	Pro-babile	No
Acciaio inox non rivestito	1	3	Sì	Medio bassi	Microonde	No	Facile	No	Cromo, Nichel	Sì	Acidi, Basici
Rame non rivestito	4	3	Sì	Elevati	Microonde	No	Difficile	No	Rame	No	Acidi
Rame stagnato	3	2	Sì	Elevati	Microonde	No	Difficile	No	Rame, Stagno	No	No
Ferro non rivestito	4	2	Sì	Medio bassi	Microonde	No	Difficile	No	Ferro	No	No
Ghisa	3	2	Sì	Medio alti	Microonde	No	Facile	Sì	Nichel, Alluminio, Cromo, Molibdeno, Perfluoro-carburi	Sì	No
Terracotta	4	2	No	Medio alti	Induzione; con spargi-fiamma su gas	No	Difficile	No	Stagno, Piombo, Boro, Alluminio	No	No
Ceramica e Porcellana	1	2	No	Medio bassi	Gas; Induzione	No	Facile	Sì	Piombo e Cadmio negli smalti colorati	No	No
Boro-silicato	1	3	Sì	Medio bassi	Induzione	No	Facile	Sì	Boro, Alluminio	No	No
Vetroceramica	1	3	Sì	Medio alti	Induzione	No	Facile	Sì	Litio, Zinco e Alluminio	No	No
Pietra ollare	3	2	No	Medio alti	Induzione	Sì	Difficile	No	Alluminio, Ferro	No	No
Rivestimento in argento	1	1	Sì	Medio alti	Microonde	No	Facile	Sì	Argento, Alluminio, Rame	No	No
Rivestimento in nanoparticelle in titanio	2	3	Sì	Medio alti	Microonde	No	Difficile	No	Nanoparticelle	No	No
Titanio monoblocco	2	3	Sì	Alti	Microonde	No	Difficile	No	Titanio	No	No

§ Ottimo=1; Buono=2; Sufficiente=3; Insufficiente=4

CAPITOLO 6

I contaminanti generati dalla cottura

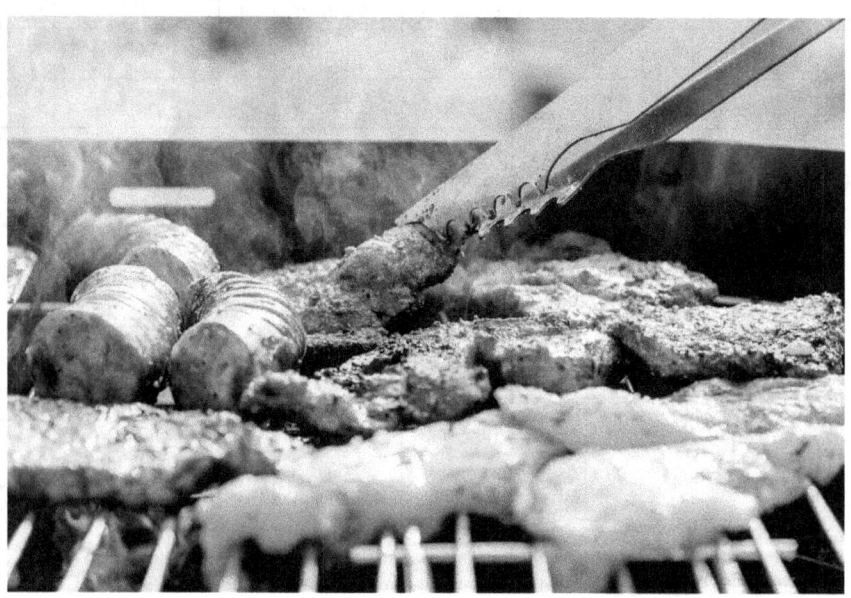

La scoperta del fuoco e la riscoperta degli antichi regimi alimentari

Il fuoco è stata probabilmente la più grande scoperta dell'uomo preistorico, poiché il suo "addomesticamento" ha permesso di migliorare, in maniera significativa, la qualità della vita da molti punti di vista. Con il fuoco l'uomo preistorico ha avuto la possibilità di riscaldarsi, di difendersi dagli attacchi di animali feroci (che hanno una paura atavica di questo elemento), ma soprattutto ha migliorato in varietà e qualità la sua dieta, mediante la cottura dei cibi altrimenti indigesti. Infatti, prima della scoperta del fuoco, l'uomo seguiva una dieta "crudista", che oggi è ritornata alla ribalta, insieme alla dieta "paleolitica". La dieta crudista nasce dall'osservazione che tutti gli animali (compreso l'uomo preistorico prima della scoperta del fuoco), si nutrono di cibi crudi così come li offre Madre Natura, non elaborati (verdure, frutta, carne, latte, uova e pesce crudi al posto di insaccati, formaggi stagionati, fritture, affumicati, panificati, dolciumi) e non raffinati (per esempio grano e riso integrale al posto di farine triplo zero o riso parboiled) e che essi, di conseguenza, non sono afflitti da problemi alimentari presenti, invece, nella specie umana quali l'obesità, il diabete, l'ipertensione, la sindrome dismetabolica, la carie e così via. A supporto di tale ipotesi, i crudisti affermano che insieme agli esseri umani anche gli sfortunati animali domestici, che spesso mangiano gli avanzi del cibo cucinato in casa, presentano le stesse patologie che affliggono il loro padroncino. A mio avviso, si tratta di una dieta molto interessante dal punto di vista nutrizionale, ma difficile da gestire nella quotidianità; nei ritmi stressanti in cui siamo costretti a vivere, infatti, i cibi non possono essere cotti, se non preriscaldati a bassissime temperature e, inoltre, bisogna avere una forte spinta motivazionale per sostituire un bel piatto di spaghetti al pomodoro e basilico con zucchine tagliate alla julienne! Tale dieta, poi, necessita di integrazioni di alcuni minerali particolarmente ricchi nella carne come il ferro. Essa, però, ha un grosso vantaggio che non ritroviamo in nessun'altra dieta, in quanto l'assenza di cotture ad alte temperature elimina una delle principali fonti di esposizione più importanti dal punto di vista salutistico e, pertanto, rappresenta un approccio culinario più sano rispetto alle diete tradizionali. La dieta paleolitica, battezzata in Italia dal giornalista Palzironi, di cui ho letto il libro, si basa sull'ipotesi che l'uomo paleolitico, prima che praticasse l'agricoltura, viveva di caccia e di pesca. Palzironi, nel suo libro "Vivere 120 anni", descrive una dieta/stile di vita che permette la cottura di cibi, ma solo quelli di natura lipoproteica (carne, pesce, uova), frutta (una volta al giorno) e verdura (a volontà), ed esclude tutti gli alimenti contenenti i cosiddetti zuccheri insulinici, cioè quelli più semplici, che inducono un alto picco glicemico postpandriale e, quindi, inducono il rilascio di insulina, causa di tutti i mali. Probabilmente questa dieta, come tutte quelle iperproteiche che escludono i carboidrati, avrà come effetto la perdita di peso, ma attendiamo i risultati degli studi clinici, validati dalla comunità scientifica, per valutare bene il rapporto rischio-beneficio globale soprattutto a lungo termine. Degna di nota è poi la dieta di Lemme, (farmacista geniale ed eccellente manager di sé stesso), nella quale la componente glucidica è saltuariamente permessa esclusivamente a colazione, mai a pranzo o a cena, dove, invece, padroneggiano carne, pesce e verdure. Io, sinceramente, darei il premio Nobel al collega Lemme, non tanto per la innovatività della dieta che, a mio avviso, tenta di spiegare su basi biochimiche i meccanismi di una dieta iperproteica, ma perché, per la prima volta nella mia vita, ho assistito alla lotta tra il piccolo Davide (Lemme) e il gigante Golia (Comunità Scientifica) riguardo al concetto "astruso" di apporto calorico di un alimento. In effetti, devo spezzare una lancia a favore di Lemme quando ribadisce che il metodo di conteggio delle calorie di un alimento è completamente errato; esso si basa, infatti, sull'assurdo concetto che il nostro corpo si comporti come un forno statico, dove vengono introdotti i singoli alimenti e vengono poi bruciati per misurarne il calore sviluppato in calorie dell'alimento, senza tenere conto dei complessi meccanismi biochimici alla base di tutte le nostre funzioni biologiche tra loro strettamente interconnesse. Bravo Lemme! Su tutto il resto, che viene descritto nel suo libro "La rivoluzione alimentare", va certamente previsto uno studio scientifico validato, come nel caso della dieta paleolitica, che mostri, in maniera inattaccabile e inconfutabile, rischi e benefici della dieta a lungo termine.

I benefici della cottura

La cottura è stata sicuramente un grande beneficio per l'uomo paleolitico. Essa ha permesso, in primis, di garantire l'igienicità degli alimenti, abbattendone la carica microbica, ha migliorato la digeribilità di molti alimenti (come per esempio cereali e tuberi) che, essendo crudi, sono praticamente indigeribili e che, invece, hanno salvato la nostra specie dalle innumerevoli carestie susseguitesi nel corso dei secoli. Inoltre, ha aumentato la conservabilità di alimenti facilmente deperibili (carne e pesce) e ne ha esaltato il gusto, permettendo la preparazione di infinite versioni dello stesso alimento, variando gli ingredienti e i metodi.

Ma la cottura ha anche aspetti negativi dal punto di vista nutrizionale, perché la maggior parte delle vitamine e dei cosiddetti nutraceutici (cioè la miriade di composti che hanno effetti benefici sulla salute) sono termolabili e, quindi, vanno incontro a un processo di degradazione termica che ne riduce la concentrazione e, di conseguenza, anche la loro azione benefica nei confronti della nostra salute.

I metodi di cottura

La cottura non è altro che il trasferimento di energia da una fonte di calore al cibo e può avvenire mediante tre principali modi di trasmissione:

- Per conduzione, ossia per contatto diretto senza l'ausilio di mezzi di trasmissione, come quando su una padella rovente si pone il cibo a diretto contatto senza oli o grassi. In tal caso, il corpo più caldo cede calore al corpo più freddo.
- Per convenzione, cioè la trasmissione del calore avviene attraverso un mezzo liquido, come l'acqua nell'ebollizione della pasta, oppure gassoso, come l'acqua allo stato gassoso nella cottura a vapore o semplicemente l'aria riscaldata nel forno ventilato. In tal caso, i moti convettivi del mezzo di riscaldamento ne determinano l'efficienza (per esempio un forno ventilato è più efficiente di uno statico).
- Per irraggiamento, cioè il calore si propaga nello spazio sotto forma di onde elettromagnetiche (come avviene nel forno statico o nel microonde dove, però, le stesse fanno vibrare le molecole di acqua presenti nell'alimento che si riscaldano per attrito).

Le trasformazioni chimico-fisiche dei macronutrienti

Durante la cottura, avvengono migliaia di trasformazioni chimico-fisiche a carico degli alimenti. Le proteine, già a temperature al di sopra dei 50-60°C, vanno incontro alla cosiddetta denaturazione termica. Ogni proteina va immaginata come una lunga catena (catena polipeptidica), fatta da singole unità (aminoacidi), che però si organizzano nello spazio in modo tale da avere una specifica struttura tridimensionale, che è alla base della funzionalità della proteina come enzima, per esempio come recettore di membrana. Questa struttura tridimensionale è tenuta assieme da una serie di legami deboli, che vengono rotti dal calore e ne determinano il collasso della struttura stessa. Un esempio tangibile è quello che si osserva quando si frigge un uovo: il suo albume trasparente diventa via via opaco e poi biancastro, questo perché le proteine presenti come la ovo-albumina, che ha una struttura tridimensionale ben precisa e ne permette la solubilità in acqua, attraverso il calore, va incontro alla rottura dei legami a idrogeno e a un avvolgimento casuale, che ne determina la perdita della solubilità, oltre alla formazione di ponti (legami covalenti) tra catene adiacenti e che portano a un composto solido.

Un altro processo molto importante è quello che avviene a carico della componente glucidica (zuccheri). In particolare, negli alimenti di più largo uso (riso, farine, pane, pasta, patate), gli zuccheri sono presenti sotto forma di amido, che in natura è presente come granuli insolubili di due componenti: l'amilosio, composto da catene lineari di glucosio e l'amilopectina, costituita da catene ramificate di glucosio. Per essere digeriti dai nostri enzimi digestivi, è necessario rendere solubili questi granuli, un po' come srotolare un gomitolo di lana, cioè bisogna rompere in acqua, con l'aiuto del calore, i legami a idrogeno a ponte tra le catene e permettere all'acqua di penetrare nella macrostruttura e solvatare, cioè legate dalle molecole di solvente (che in questo caso è l'acqua), le catene di glucosio. Questo fenomeno, che avviene ogni volta che, per esempio, facciamo un risotto, viene definito "gelatinizzazione degli amidi" ed è visibile ad occhio nudo: dai chicchi secchi di riso fuoriesce quell'abbondante crema, cioè amido gelatinizzato. A questo punto, le catene compattate in una struttura ordinata e inattaccabile (granuli insolubili) dai sistemi enzimatici, si dissociano le une dalle altre e vengono facilmente attaccate dalle amilasi, enzimi digestivi deputati all'ulteriore rottura della lunga catena polimerica. Questo fantastico fenomeno è parzialmente reversibile. Infatti, se il risotto si raffredda, assistiamo al cosiddetto fenomeno della "retrogradazione" o "cristallizzazione dell'amido". Le famose catene di amilosio e pectina tendono, raffreddandosi, a legarsi nuovamente tra di loro in una matrice simile a quella del chicco prima della cottura, ma molto meno organizzata, escludendo le molecole di acqua, che era stata inglobata durante la cottura, e rendendo l'amido meno solubile (che si solidificherà e quindi sarà meno digeribile). Però, se da un lato un risotto rappreso è meno gustoso, palatabile o piacevole a vedersi, è anche vero che, essendo la frazione amidacea meno digeribile, indurrà un picco glicemico post-prandiale meno elevato e, quindi, indurrà meno rilascio di insulina.

Infine, i grassi solidi (burro, strutto) tendono a fondere e, a temperature ancora più elevate, gli oli e i grassi fusi tendono a scindersi in glicerolo e acidi grassi, che possono ulteriormente degradarsi mediante la reazione di Maillard[34], se viene superato il cosiddetto "punto di fumo", liberando l'acroleina. Questa sostanza volatile cancerogena è considerata dall'EFSA un allarme per la salute pubblica. L'ente scientifico europeo non può parlare di una dose sicura, ma di dose con effetto trascurabile pari a 0,17mg per kg di peso corporeo. In generale, per le sostanze cancerogene si deve applicare un margine di esposizione (MOE) di 10000, per cui la dose di 0,17 mg va divisa per 10000 (MOE) per ottenere un valore di riferimento più sicuro. Per questo, se un soggetto adulto pesa 60 kg, la dose soglia tollerabile è (0,17mg X 60 kg) /10000=1 microgrammo circa al giorno di acroleina. Questa quantità è quella contenuta per esempio in pochi grammi di patatine fritte o biscotti (compresi quelli destinati alla prima infanzia). Pertanto, poiché la dose tollerabile è strettamente correlata al peso corporeo, risulta preoccupante la potenziale esposizione a cui i neonati potrebbero essere sottoposti. In generale, possiamo dire che la reazione principale che origina i contaminanti tossici, quali le amine aromatiche o le acroleine, è la reazione di Maillard[34], ma altre sostanze cancerogene, come gli idrocarburi policiclici aromatici o le diossine, si sviluppano quando i residui degli alimenti entrano a diretto contatto con la fiamma viva o su griglie surriscaldate o per affumicamento.

La reazione di Maillard e la glicosilazione degli alimenti

È sicuramente la reazione chimica più importante in cucina e anche quella più studiata. Grazie a questa famosa reazione chimica, si genera il caratteristico colore dorato e l'aroma del pane appena cotto o della crostata, di fritti, soffritti, brasati e arrosti. Anche se parliamo al singolare, è importante capire che, in realtà, si tratta di una miriade di reazioni o, se volete, percorsi chimici, spesso simultanei, alternativi o convergenti tra loro. Oggi si continuano a studiare queste reazioni per capirne le dinamiche e le potenzialità ancora da sfruttare a tal punto che, nel 2005, è stata istituita una società scientifica internazionale no-profit che promuove nel mondo la ricerca proprio verso la comprensione dei meccanismi di queste reazioni[34]. Esse avvengono ogni volta che un alimento, destinato alla cottura, contenga zuccheri semplici che reagiscono con i gruppi amminici degli aminoacidi, formando nuovi composti con caratteristiche peculiari. Sostanzialmente, si tratta di una complessa catena di reazioni, non enzimatiche, di glicazione tra proteine, lipidi, DNA e zuccheri riducenti, che portano alla formazione di sostanze tossiche dette AGEs, (Advanced Glycation End Products), che, per semplificarvi la comprensione, saranno da me raggruppate sotto il termine generico di glicotossine, ma che rappresentano, in realtà, un gruppo eterogeneo di composti che hanno molteplici effetti biologici.

In linea generale, possiamo distinguere tre fasi principali nelle reazioni di Maillard. Nella prima fase[34], si verifica l'unione di uno zucchero con un aminoacido (principalmente lisina o arginina), generando i composti intermedi detti "composti di Amadori". Tanto per capire la complessità e la variabilità delle reazioni, possiamo dire che ogni singolo zucchero formerà un diverso tipo di composto a seconda dell'aminoacido complessato. A questo punto si assiste alla seconda fase[34], che consiste nella rottura della molecola di Amadori in due o più molecole volatili, poi responsabili del caratteristico odore, come l'aroma di caramello tostato o di carne arrostita, ma anche di sostanze tossiche volatili come i composti dicarbonilici volatili (piruvaldeide, gliceraldeide, ecc.) o le ammine eterocicliche o altre classi di prodotti. Le ammine possono, a loro volta, reagire con altri aminoacidi, formano dei ponti, detti cross-link, tra le proteine adiacenti nella terza e ultima fase[34], quando si assiste al fenomeno dell'imbrunimento delle superfici dell'alimento, come le croste dei prodotti da forno e le striature dorate delle carni ai ferri. In questa fase i composti della fase precedente si uniscono a formare lunghe catene dette melanoidine. I composti della reazione di Maillard sono sostanzialmente assenti nei cibi crudi. I prodotti di Amadori (prodotti della prima fase) sono presenti in pane, biscotti, cioccolato, cereali tostati per la colazione, latte riscaldato, latte per neonati e patatine fritte. Quelli della seconda fase (ammine cicliche aromatiche e aldeidi volatili) sono presenti nelle patatine fritte, caffè, carne alla griglia. I prodotti della terza fase, detti melanoidi, sono presenti nella crosta di pane e biscotti, caffè e cioccolata tostati. Temperature al di sopra dei 120°C accelerano la terza fase che, al di sopra dei 180°C, portano a un processo di carbonizzazione dei cibi; oltre a generare uno sgradevole sapore di cotto, inducono la formazione di composti tossici ulteriori quali idrocarburi policiclici aromatici e diossine. L'impatto delle reazioni di Amadori sulla componente proteica porta alla riduzione degli amminoacidi lisina e arginina, che reagiscono più di tutti gli altri perché hanno gruppi reattivi nella cosiddetta catena laterale. Inoltre, la formazione della crosta, dovuta a questi legami-ponte tra proteine, riduce la digeribilità dei cibi.

L'impatto delle glicotossine esogene sul nostro benessere

In letteratura, usualmente, quando si parla di AGEs o glicotossine contenute nei cibi, ci si riferisce a un database iniziale comprendente 239 alimenti formulato nel 2004 da Golberg[35] e a un altro prodotto da Uribarri[36] nel 2010. In quest'ultima classificazione, sono stati studiati 549 alimenti, scelti sulla base del loro consumo nella popolazione di New York, e sottoposti a varie modalità di cottura. Le principali fonti di glicotossine esogene sono le reazioni di Maillard derivate, principalmente, dalla cottura degli alimenti.

Le principali vie delle glicotossine endogene, invece, derivano dalla complessazione (detta glicazione) delle proteine da parte dei due zuccheri semplici più rappresentativi: il glucosio, che da anni viene studiato per il fenomeno dell'emoglobina glicata, (il prodotto di glicazione precoce più utilizzato in diabetologia come indicatore di livelli ematici di glicemia protratti nel tempo) e il fruttosio, che ha capacità di glicazione anche superiori al glucosio e che rappresenta circa il 40% degli zuccheri introdotti nella dieta con le bevande zuccherate e i cibi[37]. Va sottolineato che il nostro organismo presenta la cosiddetta via enzimatica dei polioli (o via del sorbitolo), che trasforma nel nostro organismo il glucosio in fruttosio. A questo punto, il fruttosio viene metabolizzato in composti che, reagendo con gli amminoacidi, formano le glicotossine endogene. Nei tessuti, in cui la via del sorbitolo è attiva, la concentrazione del fruttosio è simile a quella del glucosio (come nel cristallino o nel sangue). È ben documentato in letteratura[38] che la glicazione in vivo del fruttosio è circa dieci volte superiore a quella del glucosio, probabilmente perché il fruttosio ha una struttura più lineare del glucosio e si presta meglio alle reazioni di glicazione delle ammine. Questo dato è rafforzato dal fatto che il tasso di glicazione del fruttosio con l'emoglobina è sette volte più alto del glucosio. Studi farmacocinetici[38] hanno dimostrato che solo il 10-30 % di glicotossine, introdotte dalla dieta, vengono assorbite a livello intestinale, di cui due terzi sono trattenuti nei tessuti e solo un terzo viene eliminato con le urine e le feci. L'effetto cumulativo del pool di glicotossine dipende anche dai sistemi di disintossicazione (quali le glioxalasi I e II e la carbonile reduttasi), che giocano un ruolo importante per controbilanciare gli effetti ossidanti della glicazione. Quando le glicotossine si accumulano nei tessuti, rompono questo delicato equilibrio e possono promuovere l'infiammazione, lo stress ossidativo e l'alterazione della struttura e della funzione delle proteine intracellulari e di superficie attraverso due meccanismi: quello diretto alle strutture delle proteine di membrana o extracellulari mediante ulteriore glicazione di siti reattivi e l'altro mediato da uno specifico recettore (RAGE), che a sua volta innesca stress ossidativo, trombogenesi, insulino-resistenza, infiammazione vascolare e angiogenesi patologica[39].

Se analizziamo gli alimenti dal punto di vista dei macronutrienti (proteine, grassi e zuccheri), è stato dimostrato che i cibi di origine animale contengono concentrazioni dalle dodici alle trenta volte maggiori di glicotossine rispetto ai carboidrati (pane, pasta, e altri). È interessante osservare che anche gli alimenti di origine animale crudi, come i formaggi, possono contenere grandi quantità di glicotossine perché, probabilmente, le reazioni di glicazione e ossidazione continuano a verificarsi con i processi di pastorizzazione o di invecchiamento, anche a temperatura ambiente, ma più lentamente. I più alti livelli di glicotossine sono stati osservati in ordine decrescente nelle carni rosse, nei formaggi, nel pollame, nella carne di maiale, nel pesce e nelle uova. Il ferro contenuto in alte concentrazioni nella carne promuove la formazione di glicotossine durante i processi di preparazione e cottura degli alimenti e potrebbe essere correlato all'insulino-resistenza legata al consumo di carne rossa[39]. La più alta concentrazione di glicotossine per grammo di carboidrati è stata riscontrata negli alimenti trasformati col calore secco (come cracker, biscotti, patatine, ecc.) sia per la presenza di ingredienti contenenti acidi grassi, sia per effetto delle alte temperature a cui tali prodotti sono sottoposti. Sebbene i livelli di glicotossine in questi tipi di snack siano più bassi rispetto a quelli presenti nelle carni, essi possono tuttavia rappresentare un considerevole pericolo per tutte quelle persone che consumano più snack durante il giorno o lo fanno quotidianamente. È stato anche osservato[37-38] che la formazione di glicotossine nella carne cotta viene inibita se essa viene preventivamente sottoposta a marinatura con soluzioni acide di succo di limone e aceto. È interessante notare che le persone, che mangiano abitualmente carne, hanno livelli di glicotossine circolanti più bassi rispetto ai vegetariani[40], probabilmente perché questi ultimi hanno maggior concentrazione di glicotossine endogene sul pool totale (endogene + esogene) e a causa del maggiore consumo di frutta, che contiene più fruttosio, zucchero con maggiore potere complessante del glucosio (glicazione). D'altro canto, la frutta fresca, la verdura, i cereali integrali, la frutta a guscio, i cibi non trasformati e gli alimenti non raffinati, hanno bassi livelli di glicotossine, probabilmente per il loro elevato contenuto di acqua o per l'elevato livello di antiossidanti e vitamine presenti in questi alimenti. È bene rimarcare che non è importante solo quello che si mangia, ma anche il metodo che si sceglie per cucinare. Le glicotossine si formano in gran parte con la cottura del cibo e, in generale, la biodisponibilità (la quantità assorbita dal tratto gastro-intestinale) e le conseguenze fisio-patologiche sulle funzioni organiche delle differenti modalità di cottura e della preparazione dei cibi e delle loro associazioni è particolarmente importante. Nei processi di glicazione, i fattori chiave che agiscono sulla formazione di glicotossine sono la temperatura e l'umidità. I metodi di cottura ad alte temperature, come la cottura alla griglia, arrosto, alla brace e la frittura inducono un aumento delle glicotossine, mentre la preparazione di alimenti a temperature inferiori a 121°C evita la loro formazione[41]. Sarebbe auspicabile una totale esclusione di tali metodi di cottura dalla nostra dieta! Ma questo "diktat" sarebbe difficile da praticare perché entra in conflitto con la nostra tradizione culinaria, a meno che non si adotti una dieta crudista. Per quanto riguarda l'aspetto nutrizionale, ci priveremmo di alcuni alimenti importanti per tutte le nostre funzioni biologiche in forma molto più biodisponibile, se preventivamente cotti. Comunque, va rimarcato che i metodi di cottura ad alta temperatura dovrebbero essere usati sporadicamente, non quotidianamente, impiegando contestualmente combinazioni alimentari (spezie, erbe aromatiche e succo di limone) che facilitino la detossificazione epatica e l'eliminazione per via renale. Per quanto riguarda l'umidità, il calore secco favorisce la sintesi di glicotossine, mentre quello umido sarebbe protettivo, dal momento che l'acqua o altri liquidi, come il brodo o il vino, impediscono il legame non enzimatico fra gli zuccheri e le proteine per formare le glicotossine. Quindi, i metodi di cottura più raccomandati per limitare la formazione di glicotossine comprendono la cottura al vapore, quella brasata, quella stufata o quella cosiddetta lenta (slow cooking).

Diete a basso tenore di glicotossine esogene

I vantaggi delle diete con un basso introito di glicotossine esogene nell'uomo non sono chiari e universalmente condivisi[43]. In generale, tutti gli studi hanno evidenziato un effetto positivo delle diete a basso tenore di glicotossine (low-AGEs)[43] sulla riduzione dei livelli sistemici di glicotossine (endogene + esogene), ma non su altri parametri. Esistono anche composti naturali[44] in grado di inibire la generazione di glicotossine, come l'Astragalus, o le bacche di biancospino (Crataegus oxyacantha). Si ritiene inoltre che, dal momento che moltissime di glicotossine sono generate con l'ossidazione, queste possano essere inibite dall'azione antiossidante dei flavonoidi presenti, soprattutto, in frutta e verdura. Inoltre, l'aggiunta di succo di limone contenente l'acido citrico, noto per le sue capacità chelanti e abbondante in molti frutti, può essere utile nel prevenire la glicazione[44]. Oggi, la comunità scientifica sembra andare in direzione di interventi preventivi, rappresentati da un'alimentazione che preveda la stabilizzazione e l'ottimizzazione dei livelli di glicemia e di insulina, per evitare condizioni che favoriscano la glicazione da parte di glucosio e fruttosio implicati nella formazione di glicotossine endogene e la scelta di cibi, di modalità di cottura e di associazioni alimentari che limitino la formazione e l'assunzione di glicotossine esogene (uso di spezie ricche in antiossidanti) e che ne favoriscano l'eliminazione. Naturalmente, l'astensione dal fumo di sigaretta e praticare regolarmente attività fisica[43] sono efficaci fattori protettivi per la salute.

Le ammine eterocicliche (HA)

Si tratta di una famiglia molto ampia di composti[45]. Le più studiate e le più diffuse sono le metil-imidazo-quinoxaline e le dimetil-imidazo-quinoxaline ad attività mutagena e sono particolarmente presenti in carne e pesce, quando vengono fritti e arrostiti. Una recentissima review[45] ha dimostrato che le ammine eterocicliche e gli idrocarburi policiclici aromatici, sottoprodotti indesiderati della cottura degli alimenti, sono strettamente correlati al tumore del colon. Come già abbiamo sottolineato più volte, le ammine eterocicliche sono prodotte nella seconda fase della reazione di Maillard e la loro concentrazione e variabilità negli alimenti dipende, soprattutto, dal metodo di cottura e dalle variabili "tempo" e "temperatura". In generale, si può dire che la concentrazione delle ammine eterocicliche aumenta all'aumentare del binomio temperatura-tempo. La temperatura ha un ruolo determinante, in quanto si registra un incremento lineare e progressivo della produzione di ammine eterocicliche negli alimenti con l'aumentare della temperatura, a partire dai 120°C fino a raggiungere un valore soglia di

200°C oltre il quale non si registrano ulteriori incrementi. Ma si può assistere alla produzione di ammine eterocicliche anche a temperature al di sotto di 100°C, nel caso dell'affumicamento a caldo di prodotti ittici. Durante la frittura, a temperature generalmente superiori a 200°C, si verifica una rapida formazione della crosta superficiale (terza fase di Maillard, melanoidine), che intrappola all'interno elevate quantità di ammine eterocicliche. L'aggiunta di aromi, erbe aromatiche e spezie ricche di terpeni e antiossidanti costituisce un buon rimedio per abbattere la formazione delle ammine eterocicliche durante la frittura. La cottura in forno, che sfrutta l'aria calda come mezzo di trasmissione del calore, presenta una minore produzione indesiderata di ammine eterocicliche, in quanto il trasferimento del calore all'alimento è meno efficiente della frittura. Per quanto riguarda l'arrosto, minore è la superficie di esposizione alla brace (quindi maggiore è la pezzatura della bistecca), e minori saranno i livelli di ammine eterocicliche nell'alimento. Le panature spesse, fatte di pastella e pangrattato, anziché le semplici infarinature, rappresentano un efficiente strato isolante per la carne verso temperature più elevate e, quindi, riducono la formazione di ammine eterocicliche. Miscele di spezie ricche in terpeni come aglio, rosmarino, salvia, applicate sulla superficie o cotte insieme nello stesso tegame possono abbattere in maniera significativa le concentrazioni di ammine eterocicliche. Infine, è raccomandato non riutilizzare mai i fondi di cottura, perché contengono la maggiore quantità di ammine eterocicliche, essendo state maggiormente a contatto con la superficie riscaldante. Quindi, per ogni cottura, bisogna preparare un nuovo condimento.

Idrocarburi Policiclici Aromatici (IPA)

Gli idrocarburi policiclici aromatici sono composti ubiquitari, la cui presenza negli alimenti può essere dovuta sia a contaminazione ambientale (emissioni da veicoli a motore, riscaldamento domestico, fumo di tabacco), sia a processi di lavorazione industriale di carbone e petrolio e, soprattutto, a trattamenti termici di cottura. Negli alimenti non cotti o non sottoposti a processi di trasformazione, la presenza degli idrocarburi policiclici aromatici è dovuta al deposito di particolato atmosferico, all'ingresso nella catena alimentare di frutta o verdura coltivata su suoli contaminati, al bestiame alimentato con mangimi contaminati o a crostacei e molluschi allevati in zone inquinate. Gli idrocarburi policiclici aromatici sono continuamente alla ribalta della cronaca proprio per la loro cancerogenicità, in particolar modo il benzo-α-pirene, che rappresenta la molecola più studiata. Gli idrocarburi policiclici aromatici agiscono attraverso la formazione di complessi con le molecole di DNA, dopo la trasformazione metabolica in metaboliti attivi catalizzati dal fegato (citocromo P450). Questi metaboliti legano un recettore presente all'interno della cellula (citosolico), impegnato nel controllo della proliferazione cellulare, scatenando cancerogenesi, teratogenesi e immunosoppressione. Giusto per capire l'entità dell'esposizione a questa classe di composti, basti pensare che, secondo il rapporto ISTISAN 03/22, gli idrocarburi policiclici aromatici sono normalmente presenti negli alimenti a concentrazioni comprese tra 0,1 e 100 microgrammi per kg di prodotto. Fino a oggi, sono state identificate circa cento molecole, spesso presenti in miscela, e tutte caratterizzate da una struttura ad anelli benzenici (o aromatici) condensati tra loro. Si tratta di molecole fortemente lipofile (solubili in grassi e oli), mutagene, cancerogene e anche interferenti del sistema endocrino. Gli idrocarburi policiclici aromatici vengono generati durante i trattamenti che inducono combustione e pirolisi incompleta di molecole o semplice decomposizione termica in un intervallo molto alto di temperatura che varia tra i 500 e i 900°C. Si formano principalmente per pirolisi della componente grassa degli alimenti, soprattutto durante la cottura ai ferri (barbecue, grill) della carne, ma anche durante la tostatura, la cottura su piastra e l'affumicamento. L'incremento della produzione degli idrocarburi policiclici aromatici risulta lineare fino ai 400°C, per poi divenire esponenziale per temperature superiori o in assenza di ossigeno. È stato dimostrato che la tecnica dell'affumicatura rappresenta una fonte di contaminazione elevata di idrocarburi policiclici aromatici, soprattutto di benzo-α-apirene, proprio in virtù dell'esposizione diretta ai fumi del legno, così come avviene per la cottura sulla brace. Il gruppo di esperti scientifici dell'EFSA ha individuato gli alimenti come principale fonte di esposizione agli idrocarburi policiclici aromatici per l'uomo e ha concluso che non ci sono grossi timori per la salute dei consumatori. Siamo però ancora molto lontani dal comprendere, come e in quale misura, la miscela di decine di questi idrocarburi policiclici, contemporaneamente presenti negli alimenti, possa impattare sulla nostra salute. Cari lettori, vi chiedo scusa se mi sono un po' troppo dilungato su aspetti meramente tecnico-scientifici, ma prima di congedarmi dal paragrafo sugli idrocarburi policiclici aromatici devo rivolgere la mia attenzione al popolo abruzzese, che mi ha adottato anni fa, essendo io di origine campana. Probabilmente, il più famoso prodotto culinario abruzzese è l'arrosticino di pecora che, nell'immaginario collettivo, ma anche nella realtà storico-culturale, si inserisce nell'antica tradizione pastorale della regione. Per chi non lo conoscesse ancora, spiego che si tratta di uno spiedino di carne di pecora. La caratteristica che rende unico questo prodotto è che viene cotto su particolari tipi di griglie a carboni ardenti fino a ottenere una superficie dorata esterna, che lo arricchisce di glicotossine generate dalle reazioni di Maillard. Il problema principale è che si tratta di una carne con dei tagli grassi per renderla più morbida e gustosa; buona parte del grasso cola proprio sui carboni ardenti, generando un fumo nero ricchissimo di idrocarburi policiclici aromatici che entrano in contatto con la carne e da essa vengono assorbiti. Sarebbe interessante che la comunità accademica abruzzese effettuasse uno studio scientifico per analizzare l'impatto da idrocarburi policiclici aromatici derivato dalla consuetudine di mangiare gli arrosticini nella dieta dell'abruzzese medio e l'efficacia dei metodi di cottura alternativi (come la griglia verticale o la cottura indiretta) nel ridurre la formazione degli idrocarburi policiclici aromatici. Suggerirei agli assidui consumatori di arrosticini di continuare a mangiarli solo sporadicamente, come in occasione di feste o sagre, e di preferire i tagli magri a quelli grassi.

I Furani

I furani e i metil-furani[46] sono una ristretta famiglia (furano, 2-metilfurano, 3-metilfurano e 2,5-dimetilfurano) di piccolissime molecole a basso peso molecolare, caratterizzate da un'elevata volatilità e una spiccata lipofilia (alta solubilità nei grassi). Essi sono detti "contaminanti da "danno termico", che potrebbero derivare dalla riduzione degli zuccheri, secondo la classica reazione di Maillard e, in maniera più aspecifica, dalla degradazione termica di alcuni aminoacidi liberi, vitamina C, acidi grassi insaturi, trigliceridi e carotenoidi. Differenti alimenti analizzati presentano elevati valori di furani, quali i cereali tostati per la colazione, alcuni alimenti precotti compresi i "baby food" in vasetto (omogeneizzati a base di carne, pesce e verdure). Anche per questi composti le condizioni di cottura[46] sono alla base della tipologia di furano generato, del suo tenore nell'alimento, ma anche del suo allontanamento dall'alimento cotto, principalmente attraverso la sua spiccata volatilità. Infatti, ci sono studi[46] che evidenziano come su alimenti "pronti all'uso", prodotti già cotti solo da scaldare, si registri un dimezzamento dei livelli iniziali di furani dopo il riscaldamento. Un esempio utile è riscaldare i cibi pronti per lattanti a bagnomaria senza l'ausilio del coperchio, permettendo di abbattere fino al 30% della concentrazione iniziale di furani mediante l'evaporazione. È ben documentato in letteratura[46] come la frittura incrementi la produzione di furani rispetto alla cottura in forno. Purtroppo, non è ancora chiaro come la temperatura influenzi la formazione dei furani in quanto si è visto che, per esempio, nella cottura in forno, l'incremento dei livelli di furano non è sempre lineare all'aumentare della temperatura. Un altro esempio significativo è il metodo di preparazione del caffè. Il caffè preparato col metodo turco (bollito) induce una riduzione di tre o quattro volte i livelli di furani rispetto ai metodi di preparazione del caffè espresso o all'americana. Nel caffè, la concentrazione del 2-metil-furano, più lipofilo e persistente, è quattro volte superiore a quella del furano semplice.

È molto difficile ipotizzare metodiche alternative di produzione degli alimenti per tentare di ridurre i livelli di furani, perché la loro formazione è strettamente correlata allo sviluppo delle caratteristiche organolettiche (gusto e odore) tipiche del prodotto finale, come l'aroma del caffè in seguito a tostatura dei chicchi crudi. Studiando i danni da esposizione su modelli animali, è emerso che i furani hanno una spiccata epatotossicità fino a indurre danni gravi a lungo termine compreso l'epatocarcinoma[46]. Il parere scientifico dell'EFSA concorda con il comitato misto FAO-OMS nel ribadire che i livelli di esposizione ai furani contenuti negli alimenti è motivo di preoccupazione per la salute umana, in modo particolare per i due sottogruppi di popolazione più esposti, che sono i neonati, che vengono frequentemente alimentati dai "baby food" o dai "ready to eat", e i grossi consumatori di caffè e di alimenti a base di cereali tostati. Oltre ai furani, nel caffè che beviamo tutti i giorni, più volte al giorno, potrebbero essere presenti altri contaminanti ceduti dalla plastica delle cialde all'acqua bollente, per cui è preferibile bere il caffè al bar o prepararlo con la classica moka.

Consigli e avvertenze finali

- Preferire un'alimentazione che preveda la stabilizzazione e l'ottimizzazione dei livelli di glicemia e insulina, per evitare condizioni che favoriscano la glicazione esogena da glucosio e fruttosio (glicotossine esogene). La vera dieta mediterranea fatta soprattutto da legumi, pane e pasta integrali (prodotti poco elaborati e non raffinati), come apporto glucidico potrebbe essere sufficiente per tenere sotto controllo la componente glucidica nelle diete.

- Accompagnare sempre i pasti principali con insalata fresca mista (con più colori possibili, quali carote, radicchio, cavolo cappuccino e lattuga, che corrispondono a maggiore varietà di flavonoidi) come contorno, in quanto l'assunzione di alimenti cotti espone sempre a una dose più o meno alta di glicotossine, idrocarburi policiclici aromatici e altri contaminanti, la cui azione sulla nostra salute viene in maniera significativa ridotta da alimenti come la verdura fresca ad alto contenuto di sostanze antitumorali, antiossidanti e di fibre, che fungono da barriera invalicabile per il loro assorbimento intestinale.

- Prediligere la cottura al vapore, quella brasata, quella stufata rispetto agli arrosti o ai fritti. L'acqua, oltre a limitare la temperatura di cottura (non oltre i 100°C), costituisce un'importante barriera per la formazione dei contaminanti da cottura.

- Sostituire i cereali tostati, molto usati per fare la colazione con latte, yogurt o succhi di frutta con quelli soffiati. Infatti, la tostatura è un processo che arricchisce i cereali di glicotossine, furani e altri contaminanti da cottura a differenza della soffiatura, che è un processo industriale meno aggressivo.

- Delle fatidiche cinque porzioni giornaliere di frutta e verdura previste dalla dieta mediterranea, ridurre il consumo di frutta a una, massimo due piccole porzioni al giorno e aumentare il numero di porzioni di verdura sia cruda che cotta. È preferibile mangiare verdura fresca per preservare intatte le sostanze nutraceutiche e vitaminiche in esse contenute, ma bisogna essere sicuri che si tratti di prodotti biologici esenti da pesticidi e anticrittogamici altrimenti, è proprio il caso di dirlo, si rischia di passare "dalla padella alla brace".

- Eliminare bevande gassate zuccherine, proprio perché sono la principale fonte di fruttosio nella nostra dieta insieme alla frutta e, come abbiamo visto, il fruttosio, ancora più del glucosio, è in grado di incrementare la formazione di glicotossine endogene che, sommate a quelle esogene, potrebbero essere un serio rischio per la nostra salute.

- Ridurre al minimo il consumo di carne o pesce arrostiti, fritti e affumicati, perché contengono elevate quantità di idrocarburi policiclici aromatici e glicotossine.

- Se si preparano in casa pane o prodotti da lievitare, prediligere una lievitazione quanto più lunga possibile, perché i lieviti si cibano di zuccheri e abbattono la concentrazione soprattutto di quelli più semplici, che sono poi quelli maggiormente responsabili della formazione dei contaminanti da cottura.

- Quando si prepara una salsa, una panatura o qualsiasi altro preparato per la cottura è consigliabile aggiungere piccole percentuali di spezie (rosmarino, origano, pepe, aglio, cipolla) o erbe ad alta capacità antiossidante: infatti, è stato dimostrato[43,44] che aggiungere il 3% di foglie di tè verde al pan grattato dimezza la formazione dell'acroleina.

- Cospargere sempre miscele di spezie sulla superficie di carne o pesce da cuocere: studi[43,44] hanno dimostrato che le sostanze antiossidanti delle spezie possono abbattere fino al 60% le concentrazioni di ammine eterocicliche nella carne arrostita.

- Prediligere cotture più lunghe ma a temperature più basse (slow-cooking); più bassa è la temperatura e minori saranno le sostanze contaminanti.

- Allontanare sempre i fondi di cottura di arrosti, fritti o cotti in forno e sostituirli con sughi preparati in maniera salutare.

- Durante la cottura, controllare sempre che il colore degli alimenti sia dorato e che non viri verso il marroncino scuro, altrimenti interrompere la cottura prima di un imbrunimento eccessivo.

- Preferire la marinatura con succo di limone, aceto e spezie, perché è molto efficace nel ridurre la produzione di contaminanti da cottura e presenta sostanze antiossidanti come vitamina C e polifenoli e agenti chelanti come l'acido citrico, che sequestra molecole tossiche.

- Praticare attività fisica regolare è un fattore protettivo contro le glicotossine esogene ed endogene.

- Evitare il fumo di sigaretta, diretto o indiretto, che è una delle principali fonti di glicotossine esogene.

- Nella cottura su carbonella o barbecue, si potrebbe ridurre la produzione di idrocarburi policiclici aromatici evitando il gocciolamento del grasso sulla fiamma; preferire la cottura al forno a temperature basse e le carni magre a quelle grasse.

- Ridurre il consumo di caffè per l'elevato livello in furani in esso contenuto, soprattutto il caffè espresso, ed eventualmente sostituirlo con tisane al tè verde bio, usando direttamente le foglie essiccate da aggiungere all'acqua bollente e poi filtrarle con un colino di acciaio o inserire il tè in polvere in una pallina-filtro in acciaio. E vi raccomando mai utilizzare le bustine di tè, che non sono di pura cellulosa vergine (si scioglierebbero rapidamente in acqua bollente come la carta igienica), ma di plastica termo-resistente, che libera ftalati[47] come il dibutilftalato, il dietilftalato. Più tempo viene tenuta in infusione la bustina e maggiore sarà la quantità di ftalati rilasciati nella bevanda. È addirittura possibile coltivare negli orti o nei vasi dei vostri balconi la pianta del tè a foglie piccole (camelia sinensis) e i semi sono facili da reperire ed economici. In questo modo, saremo sicuri che le foglie essiccate saranno prive di pesticidi.

CAPITOLO 7

I contaminanti della filiera di produzione (o di processo)

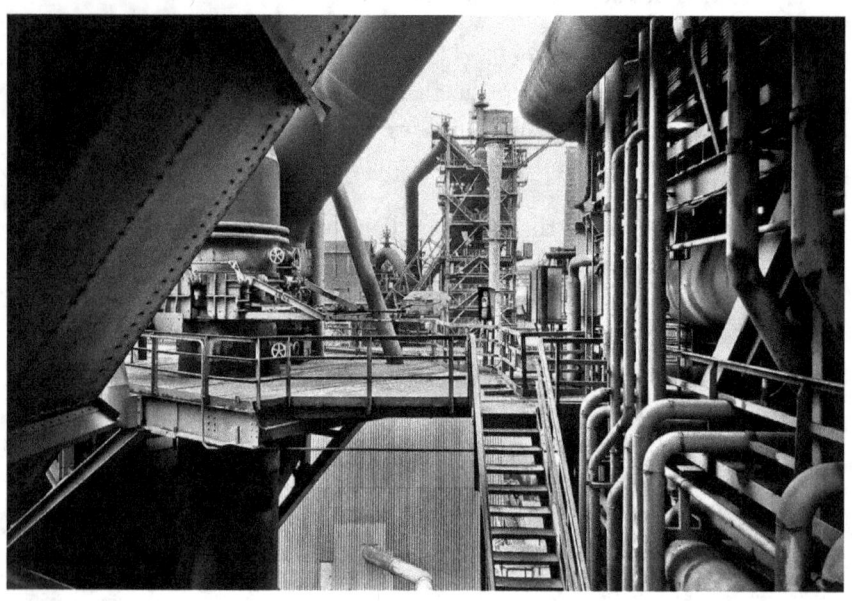

La ROAD MAP delle fonti di contaminazioni lungo la filiera

La realtà dei contaminanti che vi ho illustrato finora si riduceva alla semplice migrazione del contaminante dall'imballaggio all'alimento, ma la migrazione può avvenire lungo tutta la linea di produzione o filiera e cioè, ogni qualvolta che l'alimento o la bevanda entra in contatto con le plastiche, in qualsiasi fase di produzione, compreso il trasporto e lo stoccaggio della materia prima non lavorata fino al prodotto finale confezionato pronto sugli scaffali dei supermercati. Se nel modello dell'imballaggio primario, la fonte della contaminazione si limitava a un semplice strato di plastica che poteva rilasciare monomeri, oligomeri, polimeri, additivi, inchiostri, coloranti e colle, ora, lungo tutta la complessa filiera, le fonti di contaminazione potrebbero essere tante e difficili da studiare con i test standardizzati che simulano semplicemente la migrazione tra due fasi a contatto.

L'olio extra-vergine di plastica spremuto a freddo secondo il metodo tradizionale

"Si devono adottare soluzioni che azzerino il rischio di esposizione e non lo riducano soltanto, come invece spesso accade"

Vivo nella regione definita "Giardino verde d'Europa", l'Abruzzo, precisamente sulle dolci colline teatine, tra le vette innevate della Maiella e l'orizzonte blu del mare di Francavilla al Mare, in una casetta immersa tra vigneti e oliveti. Il popolo d'Abruzzo da sempre vive in mezzo agli uliveti. Ogni casa ha almeno un ulivo anche solo per abbellire il giardino e produce il miglior olio extravergine d'oliva al mondo con l'antico metodo della spremitura a freddo, effettuata dai piccoli e medi frantoi. Questa antica tecnica di produzione, a differenza di metodi moderni non più a pressione, come l'estrazione in continuo o altri metodi industriali, permette di preservare tutte le caratteristiche organolettiche del prodotto, rendendolo un prodotto di eccellenza delle nostre tavole e del "Made in Italy". Il metodo tradizionale consiste nella macinatura a pietra del frutto separato dalle foglie, per ottenere la cosiddetta pasta di olivo. A questo punto è necessario separare la componente liquida, il cosiddetto mosto d'olio, dalla frazione solida, detta sansa e costituita da frammenti di nocciolo, buccette e frammenti di polpa, disponendo la pasta di olive su strati sottili alternati a diaframmi filtranti, detti fiscoli, come un grande sandwich multistrato in una torre carrellata. Il mosto ottenuto viene, infine, sottoposto a centrifugazione per separare l'olio extra-vergine d'oliva dall'acqua di scarto. Complessivamente, si costruisce una torre di medie dimensioni composta dalla sovrapposizione di sessanta fiscoli alternati a sessanta strati di pasta di ulivo, venti dischi di acciaio e venti fiscoli senza pasta. In sostanza, ci sono più fiscoli che strati di pasta d'ulivo, più plastica che materia vegetale. I fiscoli, che fino a circa vent'anni fa erano di fibra vegetale atossica (fibra di cocco), sono stati totalmente sostituiti da fibra sintetica a uso alimentare, per lo più in nylon polipropilene retinato. La fibra sintetica ha il vantaggio di essere più resistente all'usura e di non lasciarsi sporcare da lotti di pasta d'ulivo guasta. All'epoca, la plastica aveva dei prezzi più bassi e maggiore disponibilità di materia prima rispetto alla fibra di cocco d'importazione. Il grosso dubbio che mi sorge è che l'olio, a contatto con i fiscoli di plastica, potrebbe estrarre una quantità considerevole di sostanze potenzialmente cancerogene, mutagene, teratogene come gli additivi plastificanti, conosciuti col nome di ftalati e bisfenoli e non solo. Basti pensare che l'olio di oliva (quello rettificato) viene utilizzato, proprio per il suo elevato potere estrattivo, nelle prove di laboratorio standardizzate, previste dalla normativa europea, per verificare la migrazione dei contaminanti contenuti nella plastica a contatto con gli alimenti. Sono soprattutto i contaminanti lipofili a essere estratti dall'olio, cioè quelli cosiddetti persistenti, che tendono ad accumularsi nel tessuto adiposo dell'organismo ed espletano la loro azione tossica per anni e anni. Vi segnalo un'altra fonte di contaminazione, che avviene lungo la filiera. Una volta che l'olio è stato centrifugato, viene versato nei recipienti di trasporto, che sono le classiche taniche rigide di plastica bianca per alimenti (in genere realizzate in polietilene ad alta densità) di vario volume (20, 30, 50 kg), per essere poi trasportate fino al luogo di stoccaggio finale, dove saranno contenute in taniche di acciaio inox. Le taniche in plastica sono ideali per il trasporto, perché sono molto più leggere dei contenitori in acciaio, e sono infrangibili rispetto al vetro. Vi ricordo che il polietilene ha avuto un'espansione enorme, soprattutto dopo che il polivincloruro (PVC) ha mostrato tutti i suoi limiti dal punto di vista tossicologico. Seppure il polietilene è considerato molto più sicuro come plastica per alimenti e bevande, le evidenze scientifiche[48] ci dimostrano che esso non è esente da contaminanti. In uno studio anglosassone[48] seicento campioni di scaglie di polietilene ad alta densità riciclati, ognuno costituito da 40-50 fiocchi singoli, sono stati sottoposti a screening per verificare i livelli di contaminanti post-consumo. I campioni corrispondono a un totale di circa 30.000 bottiglie di latte riciclate e trasformate in fiocchi per essere riutilizzate. I composti contaminanti ritrovati sono stati gli oligomeri insaturi e il limonene, prodotto di degradazione degli additivi antiossidanti, come il terz-butil-fenolo e piccole quantità di oligomeri saturi, che invece sono un sottoprodotto del processo di riciclaggio. In una realtà rurale, come quella della regione Abruzzo, dove praticamente quasi tutti possiedono un piccolo uliveto per la produzione di olio per il fabbisogno familiare, mentre la restante parte viene venduta in loco, sarebbe interessante che gli enti pubblici preposti come l'Agenzia Regionale per la Tutela dell'Ambiente (ARTA), le ASL, i laboratori scientifici delle Università o altri enti particolarmente sensibili all'argomento, effettuassero delle analisi mirate sull'olio prodotto, con la tecnica della spremitura a freddo presso i piccoli frantoi, per valutare l'entità e la tipologia di contaminazione ed, eventualmente, proporre soluzioni adeguate. Io, personalmente, penso che si debbano adottare soluzioni che azzerino il rischio di esposizione e che non lo riducano soltanto, come invece spesso accade. Quindi, dando per assodato che la contaminazione dell'olio extra-vergine ci sia, a prescindere dall'entità e da altri parametri di riferimento, io sarei propenso al ritorno dei fiscoli di fibre vegetali, magari fatti da fibre molto più performanti di quelle del cocco, come quelle di canapa, che si potrebbero produrre in Italia partendo da coltivazioni biologiche ed ecosostenibili e esportarli in tutto il mondo. Ovviamente, in una filiera cosiddetta "plastica-zero", l'olio non dovrà mai entrare in contatto con materiali plastici, siano essi tubi, contenitori o parti di apparecchiature impiegate per la produzione, lo stoccaggio e il trasporto.

Gli oli minerali contaminanti della filiera

Un altro esempio di contaminanti presenti in varie fasi, dalla produzione, al trasporto all'imballaggio finale, sono gli oli minerali (Mineral Oil Hydrocarbons, MOH). Essi sono ottenuti direttamente dalla distillazione del petrolio. Si tratta di migliaia di composti chimici, differenti per dimensione e struttura, e si distinguono in oli saturi (Mineral Oil Satured Hydrocarbons, MOSH) e in oli aromatici (Mineral Oil Aromatic Hydrocarbons, MOAH). Gli oli minerali per uso alimentare non dovrebbero contenere strutture aromatiche particolarmente tossiche. Le fonti di contaminazione sono i famosi agenti, cosiddetti antistiking o antiaderenti, come la carta da forno o i pirottini da forno, i sacchi di juta usati per il trasporto di una vasta tipologia di alimenti come caffè, cacao, soia, frutta secca in generale e cereali, le perdite accidentali di gocce di lubrificanti dai macchinari durante le varie fasi di produzione e, in ultima analisi, gli imballaggi di carta e cartoni o gli agenti spray usati per rendere lucidi i cereali. Gli alimenti possono essere contaminati da MOSH e MOAH, se sono stati stoccati in imballaggi trattati con inchiostri per stampa off-set, oppure se si tratta di materiali riciclati contenenti plastiche. La stampa off-set utilizza matrici piane tipiche della fototipia e della litografia, anche detta stampa indiretta, perché la matrice di stampa idrofila in alluminio non entra in contatto con il supporto stampato di cartone. Questa stampa utilizza inchiostri idrofobi a base di oli minerali. La pericolosità di questi contaminanti è data dalla loro capacità di migrare, nell'alimento, tramite evaporazione o condensazione[49]. Pertanto, è stato dimostrato che la frazione più volatile è in grado di migrare, attraverso l'aria, dai cartoni verso gli alimenti, superando anche barriere protettive in plastica. La migrazione dipende dalle condizioni di immagazzinamento (temperatura, umidità) e dal tempo di contatto con l'alimento. Gli oli minerali sono particolarmente tossici, in quanto sono i contaminanti più presenti e accumulati nel nostro tessuto adiposo con circa un grammo per persona[50]. Secondo il parere scientifico dell'EFSA, gli idrocarburi aromatici (MOH) risultano cancerogeni e genotossici, mentre gli idrocarburi alifatici (MOSH) possono accumularsi e provocare danni soprattutto al fegato. Gli esperti concludono che ci potrebbero essere rischi reali soprattutto per i consumatori abitudinari, che acquistano prodotti dello stesso marchio o nello stesso negozio, per esempio pane e derivati dello stesso panificio o pasta della stessa marca.

Perché l'olio di palma raffinato fa male

Ha fatto molto scalpore sui mass-media e sui social network la posizione che l'EFSA ha assunto, nel maggio del 2016, in merito ai contaminanti da processo degli oli e dei grassi vegetali raffinati (soprattutto quelli dell'olio di palma), contenuti in tutti i prodotti finiti come merendine, dolci, e altri prodotti da forno. Infatti, le alte temperature (superiori a 200°C) a cui sono sottoposti gli oli vegetali per raffinarli, inducono la formazione di due contaminanti molto pericolosi per la salute umana: i glicidil esteri degli acidi grassi (GE) e il 3-monocloropropandiolo (3-MCPD) e i relativi esteri. I GE, una volta ingeriti, vengono trasformati da enzimi digestivi (esterasi) in componenti più semplici, come il glicidolo, e in acidi grassi, che vengono poi assorbiti ed entrano in circolo nell'organismo. In particolare, tra questi, il glicidolo è risultato genotossico e cancerogeno. Nonostante le contromisure nella filiera di produzione adottate dai produttori di olio di palma raffinato, che hanno portato mediamente al dimezzamento dei livelli di GE nel prodotto finito in cinque anni (dal 2010 al 2015), gli esperti dell'EFSA hanno individuato nei lattanti che consumano esclusivamente latte artificiale, la cui componente grassa è costituita da oli e grassi raffinati (olio di palma), una popolazione particolarmente a rischio in quanto l'esposizione ai GE è risultata dieci volte maggiore rispetto al livello considerato a basso rischio per la salute pubblica.

L'altro contaminante, il 3-MCPD, viene sottoposto a un esteso metabolismo ossidativo in aldeidi e acidi derivati, che inibiscono gli enzimi glicolitici (esaurimento delle scorte energetiche derivate dalla via glicolitica) e causano un elevato stress ossidativo a carico dei reni (iperplasia tubulare) e del sistema riproduttivo maschile (riduzione della motilità degli spermatozoi), per cui è stata fissata una dose tollerabile giornaliera (TDG) di 2 microgrammi nel 2017 (EFSA Journal 2018;16(1):5083). Anche per questo contaminante, la popolazione più a rischio è risultata essere quella dei lattanti, che vengono alimentati esclusivamente con latte artificiale contenente olio di palma raffinato.

Mi chiedo se su questo tema si sarebbe potuta allertare prima l'opinione pubblica e magari salvaguardare la salute dei nostri bambini, dato che il problema legato ai contaminanti dell'olio di palma raffinato rimbalzava come una pallina da ping-pong sui tavoli tecnici anni e anni prima!

La notizia della posizione dell'EFSA sulla potenziale tossicità dell'olio di palma raffinato ha fatto, in breve tempo, il giro del mondo sui mass-media e sui social-network. Quasi tutti i produttori, che fino al giorno prima vendevano prodotti finiti contenenti olio di palma raffinato, lo hanno sostituito con olio di oliva o olio di semi di mais o girasole e hanno riportato in bella vista sulla confezione la dicitura "senza olio di palma". Come vedete, la rivoluzione alimentare si può fare e questo caso è l'emblema di come noi, che siamo i consumatori, comprando con le nostre scelte consapevoli di tutti i giorni i prodotti giusti sugli scaffali dei supermercati, decidiamo, quindi, che cosa deve essere commercializzato, cosa deve contenere il prodotto e come esso deve essere concepito per la tutela della salute pubblica. Basta poco e non

"Noi, che siamo i consumatori, decidiamo che cosa deve essere commercializzato, cosa deve contenere il prodotto e come esso deve essere concepito per la tutela della salute pubblica"

113

c'è bisogno di "scendere in piazza "o "inneggiare alla guerra santa" per ottenere il risultato che tutti ci auguriamo!

Altri esempi di contaminazione da filiera

Un altro esempio rapido che mi viene in mente è la pasta, che tutti gli italiani adorano, ed è uno dei prodotti del "Made in Italy" più diffuso al mondo. Valutando semplicemente le possibili fonti di contaminazione e tralasciando altri importanti contaminanti pericolosi per la salute umana, come la presenza del glifosato o di micotossine, potremmo seguire la filiera che parte dai chicchi integri di grano duro, per poi essere macinati in farina e infine trasformati, magicamente, dai mastri pastai in prodotto finito. Partendo dalla materia prima, il grano potrebbe essere stoccato in sacchi di juta contaminato da oli minerali (prima fonte di contaminazione) e poi, una volta macinato, potrebbe essere stipato in sacchi di plastica o di altro materiale contaminante (seconda fonte di contaminazione). A questo punto la semola di grano duro arriva al pastificio, dove viene impastato con acqua, che potrebbe contenere microplastiche e nanoplastiche (terza fonte di contaminazione) e, lungo la linea di produzione, entra in contatto con superfici plastiche (quarta fonte di contaminazione). Una volta essiccata, la pasta potrebbe essere confezionata nel suo imballaggio finale di plastica (quinta fonte di contaminazione).

Giusto per "par condicio", vi riporto le potenziali fonti di contaminazione anche di un'altra eccellenza del "Made in Italy", la cui esportazione è un punto di forza trainante di tutto il comparto agro-alimentare italiano, il vino. Partendo dalla vendemmia, i grappoli d'uva potrebbero venire stoccati in contenitori di plastica (prima fonte di contaminazione). Successivamente, i grappoli potrebbero conferire in un cassone di un trattore o altro mezzo, rivestito internamente di una plastica impermeabile (seconda fonte di contaminazione) per impedire al mosto di gocciolare lungo il tragitto, rendendo pericolosa la viabilità delle strade cittadine. Nella cantina, poi, inizia il processo di vinificazione che, nelle varie fasi, potrebbe prevedere il contatto con superfici, raccordi, vasche di plastica. In alcune piccole cantine, la fermentazione avviene in mega-contenitori di plastica detti mastelli per enologia, in genere realizzati in polietilene ad alta densità (terza fonte di contaminazione). Alla fine della filiera avremo il tanto desiderato vino, che potrebbe venire imbottigliato nei brik o nelle bottiglie di vetro con il tappo sintetico in polietilene (quarta fonte di contaminazione), quello bianco-giallo tanto per intenderci, lubrificato con un preparato silico-paraffinico senza solventi (quinta fonte di contaminazione, olio minerale saturo o alifatico). Oggi il tappo in sughero, cosiddetto monopezzo, è un lusso o, se è sughero, si tratta di tappi tecnici in agglomerato, cioè ottenuti da una miscela di granella di sughero e collanti. Il vino da tavola più diffuso lo troviamo stoccato nei pratici brik da 5 litri di poliaccoppiato, che, a mio avviso, è molto meno sicuro del vetro.

Il marchio Plastica Zero by Pasquale Cioffi

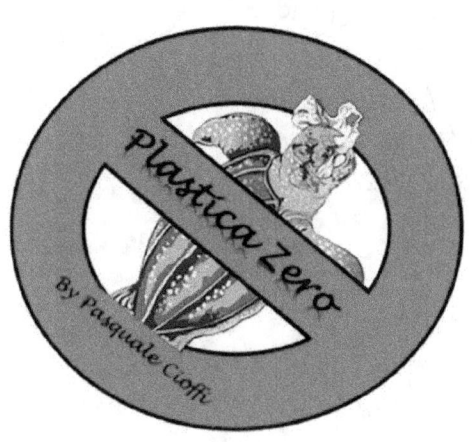

Cari lettori, a questo punto del manoscritto vi vorrei fare una promessa, che è anche una speranza per tutti i consumatori che desiderano acquistare prodotti di qualità superiore, esenti da qualsiasi tipo di contaminante migrato dalla plastica. Vi vorrei promettere che registrerò il marchio Plastica Zero by Pasquale Cioffi, che sarà applicato sulle confezioni dei prodotti, che lungo tutta la filiera, dalla materia prima al prodotto finito, non saranno mai venuti in contatto con materiale plastico di qualsiasi forma e natura, compreso l'imballaggio finale. Vi vorrei promettere che ritroverete, sugli scaffali dei supermercati, il latte in bottiglie di vetro (una specie che si è estinta anni fa sotto i nostri occhi), che rispetterà la filosofia della Plastica-Zero lungo tutta la filiera. Quindi, la mungitura non potrà essere effettuata con aspiratori collegati a un sistema di tubi in plastica flessibile, che saranno sostituiti da materiali più sicuri e, se sarà necessario, si farà la mungitura a mano in recipienti di acciaio inox o vetro. Lo stesso vale per la pastorizzazione, che sarà effettuata in vasche e raccordi di acciaio inox. Allo stesso modo, tutti i derivati del latte come formaggi, yogurt e latticini, con il marchio Plastica-Zero, saranno garantiti lungo tutta la filiera per avere un prodotto esente da contaminanti migrati dalle plastiche. Naturalmente, questo esempio è estensibile a tutti i prodotti alimentari e agli oggetti destinati a venire a contatto con gli alimenti.

Infine, vorrei promettere che i produttori che hanno sostenuto lo sforzo economico e commerciale per ottenere la certificazione bio, richiederanno la certificazione Plastica-Zero, garantita dal sottoscritto.

Cari lettori, avete notato che ho utilizzato il condizionale per illustrarvi la mia promessa perché, come ho scritto in premessa, questa è una mia speranza. Desidererei però fortemente che, dopo aver letto il libro, questa diventi una speranza di tutti voi, con la consapevolezza che tutti insieme possiamo salvare noi e il nostro pianeta. Tutto il mondo è in pericolo e, nei prossimi capitoli, vi spiegherò come proprio noi, attraverso la plastica, lo stiamo distruggendo.

"Desidererei che, dopo aver letto il libro, la mia speranza diventi una speranza di tutti voi"

CAPITOLO 8

L'invasione universale delle microplastiche e delle nanoplastiche

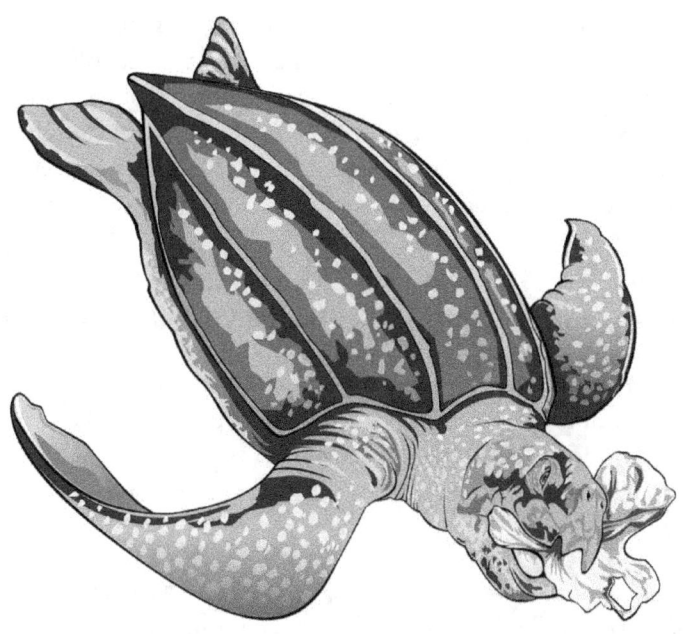

Le microplastiche e le nanoplastiche

Le plastiche, che noi abbandoniamo in maniera incivile nell'ambiente, non sono purtroppo biodegradabili, se non dopo decine o centinaia di anni. Sottoposte alle sollecitazioni chimico-fisico e meccaniche degli agenti atmosferici (raggi ultravioletti, vento, pioggia, perpetuo movimento delle onde del mare), esse non vengono distrutte ma sminuzzate in frammenti sempre più piccoli, delle dimensioni di pochi micron (poco più grandi di una cellula), detti microplastiche, e addirittura di migliaia di volte più piccole nell'ordine dei nanometri, delle stesse dimensioni di macromolecole, detti nanoplastiche. È stato ampiamente dimostrato[51] come le microplastiche entrino nella nostra catena alimentare, partendo dall'anello più importante: il plancton, che rappresenta la fonte principale di cibo sia di organismi semplici sia di organismi superiori, come i cetacei, ed è alla base della catena alimentare di tutto il mondo marino. È inoltre stato descritto[52] come le microplastiche influenzino anche la popolazione di microrganismi unicellulari negli ecosistemi acquatici. La popolazione di batteri E. Coli, normalmente presente nell'ecosistema acquatico e nel nostro intestino, va incontro a maggiori modifiche dell'espressione genetica veicolate da plasmidi rispetto a popolazioni cresciute in ambienti privi di microplastiche. I plasmidi sono pezzi di DNA, che si spostano da una cellula donatrice a una ospite, conferendogli una particolare funzione. Essi sono, tra l'altro, responsabili della resistenza agli antibiotici. Il rischio di un significativo aumento del fenomeno dell'antibiotico-resistenza indotta dalle microplastiche è un'ulteriore sfida da non sottovalutare in futuro.

Le fonti inesauribili delle microplastiche e delle nanoplastiche

Il primo studio internazionale[53] condotto sull'inquinamento dell'acqua da parte di microplastiche denominato "Invisibles: The Plastic Inside Us", condotto dall'organizzazione no profit Orb-Media, descrive le principali fonti di inquinamento, tutte, tranne una, di natura antropogena.

- Gli indumenti sintetici come pile, poliestere o acrilico rilasciano migliaia di particelle di plastica ad ogni ciclo di lavaggio. Si stima[53] che un milione di tonnellate di microparticelle vengano sversate, ogni anno nel mondo, attraverso gli scarichi delle lavatrici.
- Le polveri delle mescole di plastica del copolimero stirene-butadiene generate dall'abrasione meccanica dei battistrada dei pneumatici sull'asfalto, circa 20 grammi per 100 km, vengono lavate via dalle piogge e trasportate nelle reti fognarie inquinando fiumi, laghi e mari. Si stima[53] che nei Paesi industrializzati venga prodotto un 1 kg di polveri da abrasione meccanica da pneumatici pro capite ogni anno.
- Il 10% di tutto l'inquinamento da microplastiche galleggianti[53], che ricoprono gli oceani, deriva dall'usura dei componenti delle vernici acriliche usate per la segnaletica stradale, per colorare le pareti delle

nostre case e per verniciare le fiancate delle navi.

- Milioni di tonnellate di rifiuti di plastica non riciclata[53], soprattutto bottiglie di acqua minerale, cannucce, imballaggi di polistirolo per il trasporto di alimenti refrigerati altamente deperibili e contenitori dei pasti dei "fast-food" o dei "take-away", vengono sversati, ogni anno, nei fiumi, laghi e oceani.

- Ogni anno, milioni di tonnellate di microfibre di plastica volatili[53] si originano dalla frammentazione di componenti di plastica di qualsiasi superficie, come tappeti, pareti verniciate, pavimentazioni in vinile, tende, superfici di arredi in plastica e altro ancora. Con un po' di attenzione è facile notarle in controluce quando, sdraiati a letto, agitiamo la nostra calda coperta in pile. Anche il semplice gesto di sfregare gli indumenti sintetici, che indossiamo quotidianamente, con le ginocchia o incrociare le gambe libera microparticelle volatili. Esse, per le loro piccolissime dimensioni, sono molto pericolose, perché potrebbero depositarsi nei nostri polmoni e scatenare patologie su base immunitaria o rilasciare sostanze tossiche, che verrebbero assorbite dall'epitelio polmonare.

- I microgranuli in plastica[53], presenti in molte formulazioni cosmetiche come le maschere facciali ad azione esfoliante e in molti tipi di scrub, saponi, detergenti, dentifrici e creme solari, trasportati dalla rete fognaria, sono diventati, a livello globale[53], una fonte importante di contaminazione degli oceani.

- Oltre alle attività dell'uomo, che generano le precedenti fonti di contaminazione, c'è n'è un'altra di origine non antropogena[54], generata dall'azione delle numerose specie detrivore come gli anfipodi, un tipo di crostacei, che popolano tutti gli oceani e fungono da "spazzini del mare". Essi sono in grado di aggredire e ridurre i sacchetti di plastica in microframmenti, accelerando su scala globale la loro formazione.

Le microplastiche e le nanoplastiche entrano nella catena alimentare

Le microplastiche possono essere ingerite[55] da molte specie di invertebrati marini che, a loro volta, fungono da nutrimento per specie più grandi e così risalgono la catena alimentare; un esempio è dato dai granchi, che si nutrono di cozze contaminate e dagli uomini, che si nutrono di molluschi contaminati. La frazione di microparticelle che non viene assorbita dal tratto gastro-intestinale dei pesci marini, viene eliminata per defecazione e tende ad accumularsi nei sedimenti dei fondali oceanici. In questi ambienti, apparentemente inospitali, le microparticelle possono rientrare nella catena alimentare andando a insidiare l'ecosistema delle specie bentoniche, che se ne possono nutrire direttamente, oppure, a causa della loro ricerca ininterrotta di nutrimento nei sedimenti, le microparticelle vengono rimesse in sospensione e trasportate dalle correnti marine, ovunque, insidiando altri ecosistemi come le barriere coralline. Anche alimenti di origine non marina potrebbero essere contaminati dalle microplastiche marine in maniera diretta o indiretta[55]. È il caso degli allevamenti di polli e di suini, che vengono diffusamente alimentati da farine di pesce contaminate, oppure nel sale da cucina e addirittura nel miele. Nel 2016, su richiesta della Germania, l'EFSA ha espresso un parere[55] sulla presenza delle microplastiche e delle nanoplastiche nei prodotti alimentari e, in particolare, nei frutti di mare. L'EFSA ha ammesso che non c'è una normativa che regolamenti la presenza di questi nuovi contaminanti nelle bevande e nei cibi. Inoltre, le microplastiche possono contenere fino a un 4% di additivi (di cui la metà sono rappresentati da plasticizzanti come gli ftalati e i bisfenoli), oppure possono assorbire contaminanti di vario genere, come i metalli pesanti. I frutti di mare sembrano rappresentare un'importante fonte di esposizione per la nostra alimentazione, perché essi accumulano modeste quantità di plastica lungo il loro tratto digerente, che noi mangiamo insieme a tutto il resto del mollusco, a differenza di altre specie di pesce, che vengono regolarmente eviscerate prima di essere mangiate. Le microplastiche più piccole di 150 micrometri, che rappresentano in genere una piccola frazione pari allo 0,3% sul totale delle microplastiche, potrebbero essere assorbite dal nostro intestino, ma sono necessari ulteriori studi per approfondire aspetti tossicocinetici. Le nanoplastiche, che hanno un diametro tra 0,1-0,001 micron, per le loro dimensioni ancora più piccole, potrebbero essere assorbite dal tratto gastro-intestinale in percentuale maggiore rispetto alle microplastiche, ma non sono noti i meccanismi di metabolizzazione, accumulo ed escrezione a cui potrebbero essere sottoposti[55]. L'EFSA conclude con un nulla di fatto, adducendo che sono troppo limitate le informazioni attuali per dare un parere sul profilo tossicologico e sui rischi legati all'esposizione di questi nuovi contaminanti per la salute umana. Molti studiosi, invece, pensano che soprattutto le nanoplastiche rappresentano una grave minaccia per la nostra salute perché esse sembrano in grado di attraversare qualsiasi barriera, come la placenta a protezione del feto, la barriera emato-encefalica a protezione del cervello, la membrana nucleare a difesa del DNA cellulare. Anche solo la presenza di un'unica nanoplastica in prossimità del DNA, in corso di replicazione, potrebbe creare gravi anomalie nei meccanismi di duplicazione dei geni e, quindi, indurre mutazioni patologiche, perché semplicemente urta, come una pallina da ping-pong, contro un sistema enzimatico che scorre lungo il filamento di DNA o ostacola, per il suo ingombro sterico, il normale srotolamento del DNA. Ancora poco conosciute sono le possibili interazioni che le nanoparticelle potrebbero avere con i componenti del sangue: anomalie del meccanismo di coagulazione del sangue potrebbero favorire l'insorgenza di trombi all'interno delle coronarie, con conseguente infarto del miocardio o, al livello dei vasi cerebrali, con conseguente ictus ischemico.

Le iniziative da attuare per salvare il Pianeta dalle particelle di plastica

Ognuno di noi, nel suo piccolo, può contribuire a ridurre l'impatto delle particelle di plastica a livello globale, adottando semplici sane abitudini di seguito riportate[53].

- La vita media di una busta di plastica è di circa dodici minuti prima di essere cestinata, nonostante possa rimanere intatta negli oceani per più di cinque secoli e costituire cibo per le tartarughe marine che le scambiano per il loro cibo preferito (cioè le meduse). È doveroso sostituire queste buste di plastica con apposite borse di plastica riutilizzabili, come quelle molto resistenti con spessore superiore a 200 micron e altresì bisogna cercare di riutilizzare i contenitori per il trasporto e la conservazione degli alimenti. In Europa, a partire dal primo gennaio 2018, sono stati banditi i sacchetti di plastica utilizzati per il trasporto dei prodotti alimentari e sono stati sostituiti da materiali biodegradabili e compostabili (secondo la norma UNI EN 13432) con un contenuto minimo di materia prima rinnovabile di almeno il 40%. Inoltre, la norma prevede che i sacchetti del banco frutta e verdura siano distribuiti, esclusivamente a pagamento, per disincentivare il loro abuso. Dal giugno 2018, sono disponibili anche i sacchetti riutilizzabili per frutta e verdura. Si tratta di retine a maglia strette, che pesano circa otto grammi, e quindi non debbono essere tarate perché rientrano negli standard di taratura delle bilance dei supermercati. Queste retine sono di polietere traspirante e lavabile e si chiudono con un piccolo cordino verde e sono riutilizzabili migliaia di volte. Infine, è bene prendere l'abitudine di infilare nei cruscotti delle vostre macchine e nelle vostre borse una o due delle cosiddette buste tascabili, che sono ripiegate in un pocket, che entra nel palmo di una mano.

- È previsto per il 2019 anche lo stop dei cotton fioc di plastica, e siamo in attesa della loro versione green.
- Le cannucce di plastica sono comode, divertenti e romantiche, ma fanno male all'ambiente perché sono tra i rifiuti maggiormente presenti degli oceani. Esse vengono mediamente usate per circa venti minuti e poi cestinate[53]. Iniziamo subito a insegnare ai nostri figli che si può bere direttamente dalle lattine senza cannucce. Io sono a favore della messa al bando delle cannucce di plastica e sono favorevole alla loro sostituzione con materiali biodegradabili, compostabili ed ecosostenibili. A volte, la soluzione ad un problema apparentemente colossale è dietro l'angolo o addirittura proprio sotto il naso, come in questo caso: si sta facendo strada l'ipotesi di sostituire le cannucce di plastica con quelle di pasta. Infatti alcuni tipi di pasta dal formato lungo e forato al centro, come i bucatini e gli ziti, si adattano perfettamente allo scopo. Ovviamente, a livello etico, si potrebbe originare un secondo problema e cioè l'ulteriore spreco di una risorsa alimentare, che potrebbe invece essere destinata ad intere popolazioni colpite da gravi carestie.
- Un singolo capo di abbigliamento sintetico rilascia fino a 1900 fibre di plastica in un solo lavaggio[53]. Sarebbe auspicabile lavare meno frequentemente gli indumenti e usare cicli di lavaggio meno aggressivi o adottare soluzioni specifiche, che tratteremo nel prossimo capitolo.
- Sarebbe buona abitudine sostituire il classico spazzolino in plastica con uno in legno ecologico con setole in fibra di bambù, totalmente biodegradabile, compostabile ed ecosostenibile. Spesso gli spazzolini in plastica, portati al lavoro o in viaggio, vengono abbandonati dappertutto per dimenticanza o inciviltà. Inoltre, i nostri attuali sistemi di riciclaggio delle plastiche non sempre prevedono il loro riciclo e, così, vanno a finire nelle discariche[53]. Oggi, in quasi tutte le

famiglie, si è diffusa l'abitudine di utilizzare lo spazzolino elettrico al posto di quello classico manuale, perché esso risulta più efficace nel rimuovere la placca e, soprattutto, più comodo. Quindi, spero che presto la grande industria possa mettere a disposizione dei consumatori la versione biodegradabile degli spazzolini elettrici con la testina in legno di bambù o altro materiale organico.

- Le vernici acriliche, viniliche, siliconiche e poliuretaniche[53] sono quelle più utilizzate in ambiente domestico e nel settore industriale perché sono economiche, non ingialliscono con l'invecchiamento, sono molto stabili anche durante lunghi periodi di stoccaggio, hanno un'alta resistenza agli sbalzi termici, alle abrasioni e seccano rapidamente. Esse sono, fondamentalmente, emulsioni complesse tenute insieme da un legante polimerico di plastica (composizione fino al 30%) oltre ai pigmenti colorati, additivi antischiuma, lucidanti, disperdenti, opacizzanti, addensanti e altri componenti. Una volta applicata la vernice sulle pareti, i polimeri filmano per coalescenza, cioè mentre l'acqua evapora, le fibre polimeriche si avvicinano e si compattano tra di loro a formare un unico film solido. I leganti polimerici, come ovviamente sapete dopo tanti esempi che vi ho fatto, sono ottenuti per polimerizzazione controllata di monomeri tramite l'aggiunta, nel caso specifico, di tensioattivi usati come agenti disperdenti. Essi possono liberare nell'aria microparticelle respirabili di plastica per usura meccanica, oltre che rilasciare monomeri o oligomeri in esso contenuti, se la polimerizzazione non è stata correttamente effettuata. Quindi, alla successiva tinteggiatura, è preferibile che le nostre case vengano tinteggiate con vernici ecologiche, facilmente reperibili, completamente atossiche e non dannose all'ambiente, realizzate solo con materie prime vegetali e minerali prive di derivati petrolchimici. Per i più coraggiosi e i fanatici del "fai da te", è possibile preparare in casa una vernice al latte atossica e naturale, come si faceva prima dell'epoca industriale. Basta aggiungere il succo di un limone intero per litro di latte scremato, mescolare il tutto e lasciar riposare per una notte a temperatura ambiente. Il latte cagliato si filtra con l'ausilio di un pezzo di garza. A questo punto, si può aggiungere una quantità variabile di pigmento naturale colorato, come per esempio la polvere di curcuma gialla, al caglio, fino ad ottenere la tonalità desiderata.

- Una bottiglia di plastica di 1 litro potrebbe frammentarsi in milioni di pezzi e contaminare un miglio di spiaggia[53]. Essa va necessariamente sostituita con una bottiglia di vetro riutilizzabile, materiale totalmente riciclabile, più igienico e atossico. In alternativa, andrebbero bene anche i contenitori di acciaio inox e alluminio, se si vuole usufruire della caratteristica dell'infrangibilità dei materiali, oppure si possono adoperare le classiche tazzine da viaggio in acciaio inossidabile da portare sempre dietro.

- Vengono prodotti circa 2 bilioni di pneumatici ogni anno nel mondo[53]. Bisogna usare il più possibile i trasporti pubblici e, tra questi, preferire i trasporti su rotaie e non su gomma. Una moda, che si è diffusa ultimamente, è la sharing-mobility come il car-sharing, cioè condividere con altri l'uso della macchina per lo stesso percorso. Molti di noi hanno uno stile di vita così sedentario che, per fare cento metri, usano la macchina. Cambiamo stile di vita, abbracciamo una vita più attiva, camminiamo a piedi il più possibile o in bicicletta. Inoltre, speriamo che la ricerca nel settore dei nuovi biomateriali possa sostituire, al più presto, le mescole di plastica con prodotti ecosostenibili e meno tossici.

- I mozziconi di sigaretta sono i contaminanti più presenti, per numero di pezzi nell'ambiente, tra quelli fatti di materiale plastico[56]. Si consideri che passano attraverso il filtro più di 4000 differenti composti chimici, tra cui molte sostanze tossiche (idrocarburi policiclici aromatici, acetaldeide, acido cianidrico, cadmio, arsenico, ecc.), che in parte vengono inalati dal fumatore e in parte vengono trattenuti dal filtro stesso[56]. A prima vista, il filtro sembra compatto e spugnoso al tatto ma, se lo si apre, ci si rende conto che esso è formato da sottilissime fibre di acetato di cellulosa, una sostanza semisintetica, comunemente utilizzata per le pellicole fotografiche, tenute insieme dal glicerolo triacetato, un collante sintetico. Al filtro, spesso, viene aggiunta polvere micronizzata di carbone attivo, oltre al particolato sottile (< 0,1 micron) prodotto dalla combustione stessa, che assorbe in maniera efficiente tutta una serie di sostanze nocive sviluppate dalla combustione, riducendo l'esposizione dei fumatori a questi veleni nefasti. Purtroppo, a causa dei processi di lavorazione, parte di queste fibre e della polvere di carbone viene inalata o ingerita dagli ignari fumatori. Secondo un recente studio internazionale[57], nel mondo, ci sono attualmente circa un miliardo di fumatori, che producono circa 3 milioni di miliardi di cicche, ogni anno, pari a 560.000 tonnellate. Se consideriamo che almeno il 10% dei prodotti nocivi della combustione viene trattenuta dal filtro, avremo circa 5.200 tonnellate di sostanze pericolose immesse nell'ambiente, se non correttamente smaltite. Inoltre, l'acetato di cellulosa costituisce un grosso rischio per l'ambiente perché è un materiale fotodegradabile, ma non biodegradabile, per cui, se non è esposto ai raggi solari, si disperde nell'ambiente come fibre sottili, liberando il carico tossico nei più svariati ecosistemi. Tanto per farvi capire le dimensioni del problema, solo in Italia, sono state disperse 12.240 tonnellate di cicche nel 2009[58]. Purtroppo, non è ancora stato accuratamente valutato l'impatto, a livello globale sull'ambiente, delle nanoparticelle velenose rilasciate dalle cicche[59], per cui si rischia di sottostimare questo enorme problema nato dai nostri inutili e, oserei dire, mortali vizi.

In definitiva sarebbe fondamentale, da parte dei Paesi più industrializzati, l'adozione del cosiddetto modello di "economia circolare", dove tutta la plastica riciclabile dovrebbe essere utilizzata per svariate applicazioni e quella non riciclabile dovrebbe essere destinata al termovalorizzatore per la produzione di energia. C'è, inoltre, una grande attesa per l'utilizzo di nuovi materiali biocompatibili, biodegradabili, a impatto zero e senza derivati del petrolio, che potrebbero dare un aiuto importante, se non verranno percepiti dal popolo del consumismo sfrenato come una panacea per tutti i mali o un alibi per continuare a vivere in un mondo senza futuro.

CAPITOLO 9

Gli elettrodomestici che uccidono noi e l'ambiente

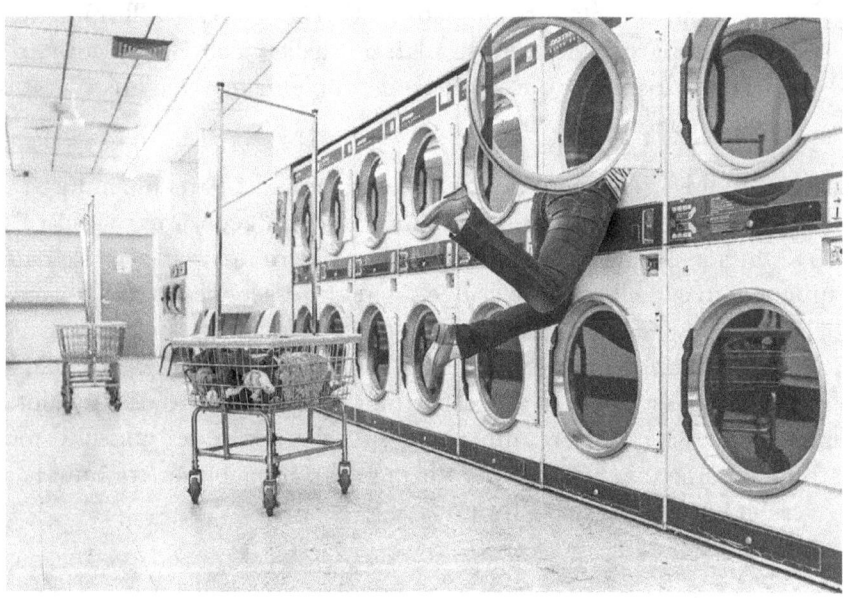

Le lavatrici fonti inesauribili di microplastiche

Abbiamo visto, nel capitolo precedente, come le lavatrici impattano in maniera significativa sull'ambiente e indirettamente sulla nostra salute, andando a produrre migliaia di microfibre di plastica per lavaggio che, attraverso la rete fognaria, arrivano negli oceani e inquinano l'ecosistema globale. Sappiamo che, oggi, sarebbe improponibile abolire l'uso delle lavatrici e riutilizzare i vecchi lavatoi pubblici che, nei piccoli villaggi, fino all'avvento della lavatrice, erano comunque un luogo di aggregazione sociale per le donne incaricate a lavare la biancheria sporca di tutta la famiglia.

Oggi, in una singola giornata, usiamo il pigiama, gli indumenti da lavoro, quelli per la palestra e poi, magari, altri ancora per una serata romantica e poi, infine, di nuovo il pigiama. Tutti questi indumenti vanno quasi sempre lavati a ogni singolo utilizzo, per cui le nostre donne, già oberate dal lavoro e dagli impegni domestici (o anche gli stessi uomini a seconda dell'organizzazione familiare), vedono nelle lavatrici un alleato insostituibile. Nonostante ciò, si possono però eliminare le microfibre di plastica in due modi:

1) Sostituendo i capi sintetici con quelli in fibra naturale (cotone, lino, lana,), avremo a fine lavaggio, nelle acque di scarico, delle microfibre biodegradabili che non impattano sull'ecosistema.

2) Applicando ai tubi di scarico delle lavatrici dei filtri facilmente installabili, che sono in grado di catturare anche le microplastiche più piccole ed evitando, in questo modo, anche di intasare la rete fognaria. Purtroppo, questi filtri coperti da brevetti internazionali, attualmente disponibili in Italia solo sul mercato on line, risultano un po' ingombranti perché hanno dimensioni paragonabili a una bottiglia di plastica da un litro e hanno ancora un prezzo elevato (costano intorno ai 130 euro cadauno, escluse le spese di spedizione). Pertanto, io ritengo che le grosse aziende di elettrodomestici dovrebbero progettare le nuove lavatrici includendo, nel corpo-macchina, il filtro di scarico specifico per le microplastiche e indirizzare la ricerca per la creazione di filtri esterni, da installare nelle lavatrici ancora in uso, di dimensioni minori e con prezzi più bassi o calmierati. Poi, mi spingerei oltre: se fossi il legislatore, metterei al bando le lavatrici senza filtro e promuoverei una campagna di rottamazione delle vecchie lavatrici, sostenuta da eco-bonus o da incentivi statali, per la loro sostituzione con modelli nuovi o per l'acquisto dei filtri per le lavatrici dei vecchi modelli ancora da rottamare.

Le asciugatrici

Un discorso a parte andrebbe fatto per le asciugatrici che, negli ultimi cinque anni, stanno entrando prepotentemente nelle nostre case, spinte dalle pubblicità del mercato degli elettrodomestici. Esse, sicuramente, hanno apportato grossi vantaggi in termini di risparmio di tempo e di riduzione del carico di lavoro domestico. Tuttavia, l'asciugatrice sottopone i tessuti a un ulteriore considerevole stress meccanico (centrifuga), testimoniato dal voluminoso ammasso di pelucchi (fibre di varie dimensioni) che si forma, a ogni ciclo di asciugatura, nell'apposita vaschetta-filtro e va necessariamente rimosso manualmente prima di effettuare un ulteriore ciclo di asciugatura. Purtroppo, anche le asciugatrici andrebbero annoverate assieme alle lavatrici come una nuova fonte di inquinamento a livello globale, soprattutto se il batuffolo di pelucchi non fosse smaltito correttamente, ma venisse disperso nell'ambiente o, ancora peggio, tra le mura domestiche. Anche in questo caso, per eliminare le microfibre di plastica i rimedi sono due:

1) Sviluppare nuovi modelli che, così come accade per le aspirapolveri a sacchetto, siano dotate di un sacchetto monouso che, una volta riempito di pelucchi, venga rimosso e chiuso ermeticamente senza esporsi alle microfibre volatili.

2) Bisogna allocare l'asciugatrice in un ambiente areato con finestre, preferibilmente in un locale indipendente come un garage o una lavanderia, per evitare di respirare le microfibre in casa e rimuovere, fuori casa (in giardino o sul balcone), il batuffolo di pelucchi dalla vaschetta raccoglitrice. Infine, bisogna sigillarlo in una bustina, evitando di rientrare in casa con l'ammasso di pelucchi in bella vista. Vi è stato mai detto da qualcuno che, prima di acquistare l'asciugatrice dei vostri sogni, questo nuovo elettrodomestico potrebbe rappresentare una pericolosa fonte di esposizione per le microfibre volatili proprio nel vostro nido d'amore? Vi è stato mai detto che quel tenerissimo batuffolo di pelucchi non è un giocattolo di peluche per i vostri bambini, ma una grave minaccia per la loro salute? E soprattutto, se l'aveste saputo prima, l'avreste comprata l'asciugatrice? Io conosco già la vostra risposta e immagino la vostra espressione del viso in questo momento che state leggendo.

L'aspirapolvere

Anche l'aspirapolvere potrebbe rappresentare un'importante fonte di esposizione a nanoparticelle volatili di plastica; è dotata dei cosiddetti filtri HEPA (Hight Efficiency Particulate Air Filter), che non sono in grado di catturare le nanoparticelle più piccole. Inoltre, le particelle di dimensioni maggiori vengono sottoposte a un'importante sollecitazione meccanica (movimento ciclonico), che le frammenta ulteriormente in particelle più piccole, poi disperse nell'ambiente domestico, essendo di dimensioni inferiori ai fori del filtro; possono essere respirate e depositarsi nei nostri polmoni o essere ingerite, se si fermano nel cavo orale. I consigli che vi posso dare, per evitare di respirare le microfibre di plastica dell'aspirapolvere, sono i seguenti:

1) Aerare sempre il locale il più possibile prima, durante e dopo l'uso dell'aspirapolvere perché, così facendo, andiamo a diluire la quantità di microparticelle e nanoparticelle volatili e ne facilitiamo il loro naturale allontanamento, attraverso porte e finestre, verso l'ambiente esterno.

2) Sostituire l'aspirapolvere con un panno elettrostatico cattura-polvere, che è il metodo più economico e sicuro, anche se costituito da materiale sintetico non riciclabile. L'alternativa sarebbe quella di utilizzare panni in lana, magari ottenuti riciclando vecchi maglioni tagliati in rettangoli, che potrebbero essere lavati e riutilizzati, oppure potremmo stimolare l'industria a produrre panni elettrostatici con nuovi materiali compostabili o riutilizzabili.

3) Adottare, soprattutto nei periodi invernali, quando chiudiamo porte e finestre per tenere le case calde e accoglienti, i nuovi purificatori dell'aria, dotati di filtri HEPA e ai carboni attivi, specializzati nel rimuovere fino al 99,95% delle microfibre delle dimensioni fino a 0,1 micron (100 nanometri). Oggi, si trovano sul mercato eccellenti prodotti esteticamente gradevoli, che possono essere controllati a distanza, anche con una specifica applicazione dello smartphone, e sono in grado di rilevare in tempo reale la qualità dell'aria, monitorando le polveri sottili. Il loro costo è ancora molto alto (intorno ai 600 euro per pezzo), se si prendono in considerazione i prodotti qualitativamente migliori, e tenendo conto che va applicato un purificatore per ogni locale da trattare. Attendiamo che l'industria si adoperi per la commercializzazione di sistemi che, con il minimo di ingombro, siano in grado di purificare tutto l'ambiente domestico, così come è successo per i condizionatori d'aria, in modo da poter avere, in futuro, un unico impianto domestico che funzioni come condizionatore d'estate e come purificatore dell'aria d'inverno.

Le stufe a pellet e l'amianto verde

Nel 2013, in Italia, sono state acquistate 280.000 stufe a pellet e, a oggi, risultano attive quasi 3 milioni di unità, metà delle quali si trova al nord. Oltre il 90% delle stufe viene utilizzato come mezzo di riscaldamento domestico esclusivo e viene montato dentro le mura domestiche. Il trend di crescita è favorito dagli incentivi statali e dal risparmio economico ed energetico di questa nuova tecnologia di riscaldamento domestico. Si ipotizza che avremo, nel 2020, circa 4 milioni di stufe attive. Oggi, l'Italia importa oltre l'85% del pellet che consuma e i principali fornitori sono Austria, Croazia, Lituania e Canada. Il mercato italiano del pellet (dati dell'anno 2014) è costituito da poco meno di 3 milioni di tonnellate annue. I pellet di legno, per chi non lo sapesse, sono dei cilindretti di legno pressato, prodotti partendo da trucioli e segatura, a cui vengono aggiunti additivi naturali (amido e farina ecc.) per conferire loro una certa resistenza all'abrasione. Il successo di questo metodo di riscaldamento è derivato dalla percezione dei consumatori più attenti che si tratti di una scelta "green", perché non si usano derivati del petrolio, ma legno naturale, che è una fonte rinnovabile ed ecosostenibile. La normativa prevede che le polveri del prodotto non superino l'1% per cui, prima dello stoccaggio, il pellet prodotto viene setacciato e poi imbustato, pronto per essere spedito. Ma chiunque abbia acquistato questo nuovo elettrodomestico da qualche anno, si è accorto che anche i sacchi di pellet di legno più costosi e pluricertificati hanno comunque una componente residuale di polveri, ben visibile a occhio nudo, sul fondo delle buste di plastica trasparenti. Ciò è dovuto al fatto che i sacchi di pellet vengono sottoposti a un considerevole stress meccanico durante il trasporto dalla fabbrica al punto vendita e dal punto vendita fino a casa dell'utente finale. Nessuno direbbe che la polvere di legno, dall'aspetto naturale e innocente, è classificata dalla IARC come un agente cancerogeno alla stessa stregua dell'amianto. In passato, l'esposizione continua nel tempo a polveri di legno dei lavoratori impiegati in alcuni settori della lavorazione del legno ha fatto registrare un aumento significativo del rischio di insorgenza del tumore dei seni nasali e paranasali e delle vie aeree inferiori. In definitiva, la polvere di legno è un potente agente cancerogeno a cui si è esposti quotidianamente, quando si versa il pellet dal sacco di plastica nella tramoggia della stufa, generando una "nube tossica", che permane dentro casa e si accumula, giorno dopo giorno, per mesi. E non si tratta di polvere di legno qualsiasi, ma di particelle, anche piccolissime, che sono entrate in contatto con la plastica dell'imballo e, quindi, potrebbero aver assorbito sulla loro superficie una percentuale di interferenti endocrini anche significativa. Ora la questione è che, se è vero che il lavoratore nelle segherie, potenzialmente esposto a polvere di legno, è sottoposto a una rigida tutela della sua salute sull'ambiente di lavoro, secondo quanto previsto dall'istituto superiore per la prevenzione e la sicurezza del lavoro (ISPESL), il povero inconsapevole signor Rossi e la sua famiglia (oggi circa due milioni e mezzo di famiglie italiane) respirano la polvere dentro casa per sei mesi l'anno, senza essere stati neppure informati, riguardo a questo veleno potenziale, né dal venditore né dagli enti pubblici preposti. Inoltre, molti costruttori di stufe a pellet riportano scritto, nel manuale d'uso, di setacciare il pellet prima di caricarlo nella stufa, perché le polveri potrebbero, se inumidite, far inceppare la coclea, il sistema ruotante di alimentazione della camera di combustione e, questo, rappresenta uno dei problemi più frequenti, che si risolve solo con l'intervento di un tecnico specializzato. Purtroppo, secondo me, nel caso del pellet ci sono tutti i presupposti per scatenare un nuovo caso di allarme sanitario, definibile "Amianto verde", che esploderà tra una decina di anni su scala nazionale perché il 70% delle stufe a pellet vendute in Europa sono state acquistate dagli italiani. Le alternative per evitare di respirare le micropolveri di legno del pellet potrebbero essere due:

1) Installare una caldaia a pellet all'esterno dell'abitazione, in modo tale da evitare di effettuare il carico della tramoggia in ambiente domestico.
2) Prevedere lo sviluppo di una nuova tecnologia, ampiamente collaudata in altri settori, che permetta di ridurre la dispersione delle polveri, durante la delicata fase di caricamento del pellet, con sistemi di aspirazione e raccolta-polveri ad alta prestazione.

In realtà, pero', la stufa a pellet nasconde un'altra insidiosa fonte di esposizione a sostanze velenose. Il pellet, una volta bruciato, viene raccolto in un cassetto sotto forma di cenere, che va rimossa ogni due o tre giorni, a seconda dell'utilizzo, mediante dei potenti aspiracenere. Il risultato è che gli aspiracenere frammentano ulteriormente gli aggregati di cenere in polveri sottilissime, che vanno rimosse dal contenitore di raccolta prima che si intasino i filtri HEPA. Anche in questo caso, quindi, consiglio ai possessori di stufe a pellet di effettuare questa operazione all'aria aperta per evitare di respirare queste polveri sottili, che potrebbero contenere idrocarburi policiclici aromatici e altri veleni prodotti dalla combustione. Inoltre, consiglio di non utilizzare mai l'aspiracenere, ma di versare la cenere dal cassetto direttamente nel contenitore dei rifiuti o del compost.

CAPITOLO 10

Tutta la plastica che beviamo

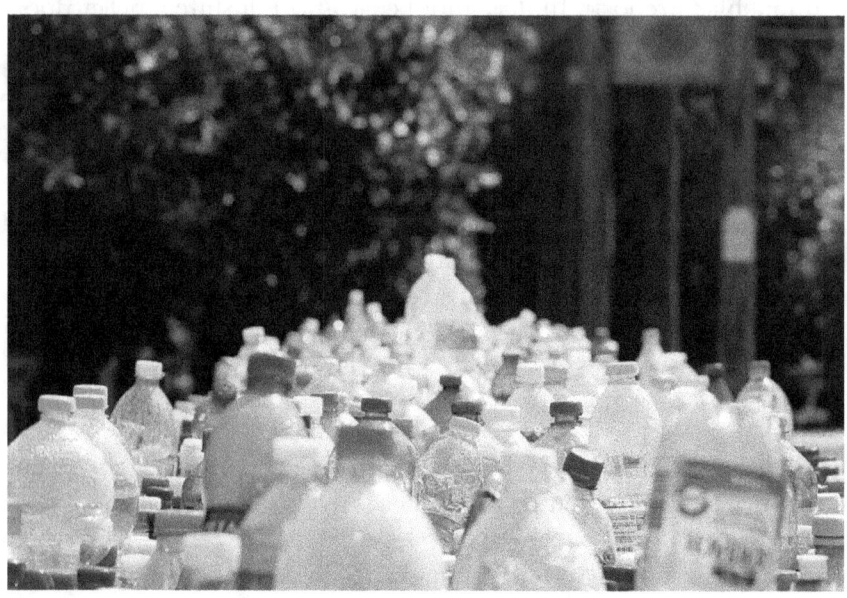

Le microplastiche e le nanoplastiche entrano nel ciclo dell'acqua

Il concetto che le microplastiche fossero presenti nei mari è da qualche tempo entrato nell'immaginario collettivo, pensando però agli oceani lontani. In realtà, esse sono ubiquitarie nei mari, nei fiumi e nei laghi di tutto il mondo, compresa l'Italia. Un recente studio condotto dal dr Sighicelli[60], ha evidenziato che i tre laghi subalpini, lago Maggiore, Iseo e Garda risultano considerevolmente contaminati dalle microplastiche, costituite prevalentemente da polietilene (45%), polistirene (18%) e polipropilene (15%). È ben documentato in letteratura[53-55] che le microplastiche e le nanoplastiche sono in grado di entrare nel ciclo dell'acqua, poiché vengono trasportate dalle nubi che, condensando, precipitano al suolo sotto forma di pioggia o neve o altro. Le dimensioni così ridotte permettono loro di penetrare negli strati più profondi del terreno e di raggiungere le falde acquifere; a questo punto, entrano nelle nostre case come acqua potabile, sia in quella del rubinetto, sia in quella imbottigliata. Purtroppo, per rimuovere completamente le microplastiche e nanoplastiche dall'acqua potabile, sarebbe necessario sottoporla a un processo di ultrafiltrazione, che consiste nel far passare l'acqua sotto bassa pressione attraverso una speciale membrana semipermeabile (purtroppo in plastica!) con pori aventi un diametro dell'ordine di pochi nanometri (dimensioni paragonabili a quelle di piccoli virus o di aggregati molecolari più piccoli delle cellule). Una volta ingerite, le particelle di plastica potrebbero avere la capacità di attraversare gli spazi intercellulari dell'epitelio intestinale o mediante altri meccanismi di trasporto ancora poco noti, e accumularsi nei linfonodi o in altro organi e, purtroppo, il loro profilo tossicologico è ancora poco studiato[54,55]. Inoltre, sono particolarmente pericolose per la salute umana in quanto possono veicolare sostante tossiche come ftalati o bisfenoli (interferenti endocrini) o qualsiasi altra sostanza pericolosa come le diossine o gli idrocarburi policiclici aromatici che, nelle particolari condizioni gastro-intestinali, vengono facilmente rilasciate e assorbite. Lo studio internazionale condotto sull'inquinamento dell'acqua potabile da parte di microplastiche, denominato "Invisibles: The Plastic Inside Us", fotografa il fenomeno nelle sue dimensioni a livello globale[53]. Sono stati esaminati 259 campioni di 11 differenti brand di acqua imbottigliata proveniente da 14 Paesi, localizzati nei cinque continenti. Sono stati contati 325 particelle di plastica per litro d'acqua. Gli Stati Uniti sono stati identificati come il Paese con il più alto tasso di contaminazione da microplastiche, pari al 94% dei campioni. In Europa, la prevalenza delle microplastiche scende al 72% dei campioni. La cosa più grave è che sia le autorità americane che quelle europee non hanno ancora fissato un livello di sicurezza per le particelle di plastica nelle acque imbottigliate e di rubinetto.

Il mercato delle acque minerali in Italia

In Italia, il giro d'affari delle aziende del settore si è attestato sui 2,8 miliardi nel 2017. Secondo i dati forniti da Mineralacqua, l'associazione di categoria che riunisce i produttori della filiera, il mercato delle acque minerali in Italia è in continua crescita. Nei primi sei mesi dell'anno 2017, il settore ha registrato un incremento dell'8,7% dei volumi prodotti rispetto al dato del 2016. Si tratta di un settore che, compreso l'indotto, conta circa 40.000 addetti.

Nel 2016, sono state commercializzate 14 miliardi di litri prodotti in Italia, di cui 12,6 miliardi di litri per il consumo interno e 1,3 miliardi di litri per l'export. Anche se la Francia resta ancora il più grande esportatore di acqua minerale nel mondo, l'Italia la segue al secondo posto e, se vengono confermati gli attuali trend di crescita, potrebbe presto diventare la nazione leader di mercato. Per capire come questo mercato si sia ingrandito nel corso di pochi decenni, basti pensare che dal 1980, quando il mercato interno assorbiva 47 litri pro capite, a oggi, il consumo è salito a quota 211 litri pro capite, quindi il consumo, in 36 anni, si è più che quadruplicato. La ragione di un successo così evidente è dato dal fatto che l'acqua di rubinetto è diffusamente percepita come un'acqua di qualità inferiore rispetto a quella imbottigliata che, invece, risulta microbiologicamente pura e viene direttamente imbottigliata dalla fonte senza ulteriori trattamenti. La ricerca continua di uno stile di vita sano e le frequenti notizie che i mass-media ci offrono sul ritrovamento di contaminanti molto pericolosi nell'acqua del rubinetto, come i metalli pesanti (arsenico, piombo, rame, antimonio), hanno avvicinato tutti i consumatori all'acqua imbottigliata che, in genere, ha un sapore piacevole rispetto al gusto leggermente sgradevole dell'acqua di rubinetto, a causa dei processi di potabilizzazione come la clorazione. Tale trattamento consiste nell'aggiunta di una soluzione di ipoclorito di sodio, che in acqua produce acido cloridrico e ipocloroso, noti come cloro libero. I processi di potabilizzazione esplicano un'intensa azione microbicida, diminuendo spontaneamente la loro stessa concentrazione, in maniera progressiva, fino a scendere a concentrazioni al di sotto dei 0,2mg/litro, che sono considerate innocue per l'uomo. Inoltre, i nuovi imballaggi in plastica per le acque minerali risultano particolarmente versatili perché sono infrangibili, leggeri e facilmente trasportabili dappertutto. Infine, la campagna pubblicitaria dei mass media che, da anni ci martella incessantemente, ha fatto il resto, rendendo l'acqua minerale, imbottigliata in plastica, uno dei beni di consumo insostituibili nelle nostre case.

Curiose differenze normative tra l'acqua di rubinetto e quelle minerali

Ci troviamo di fronte a due distinte normative che regolamentano la qualità e le caratteristiche dell'acqua minerale e dell'acqua del rubinetto. Per essere dichiarata potabile, l'acqua di casa deve soddisfare 62 parametri di qualità chimica, fisica e batteriologica, mentre per l'acqua minerale, ne sono previsti molti di meno con limiti meno stringenti. Per l'alluminio e il sodio, ad esempio, non sono previsti limiti per le acque minerali, mentre ci sono per l'acqua di rubinetto. Caso simile per il manganese, la cui concentrazione tollerata è più alta per le minerali rispetto a quelle di rubinetto. Ci sono differenze anche nei controlli, per cui le analisi per l'aggiornamento delle etichette delle acque minerali devono essere effettuate ogni cinque anni, mentre la frequenza minima delle analisi da effettuare sulla rete di distribuzione è annuale e aumenta con l'aumentare della popolazione servita dall'acquedotto. Inoltre, controlli di potabilità dell'acqua di rubinetto vengono effettuati quotidianamente nelle grandi città o, settimanalmente, nei centri minori.

Il test di migrazione totale delle acque minerali in bottiglie di plastica è una garanzia per la nostra salute?

Il test di migrazione totale (82/711/EEC) è una procedura standardizzata che permette di misurare la quantità di tutte le sostanze che la bottiglia di plastica ha ceduto all'acqua minerale. Il test previsto dalla normativa europea consiste nello stoccare un litro di acqua minerale imbottigliata a 40°C per dieci giorni consecutivi (temperature paragonabili al periodo estivo nei magazzini stoccati, durante il trasporto o anche nelle abitazioni private). Successivamente, l'acqua viene allontanata per evaporazione e portata alla temperatura di ebollizione. A questo punto, si va a pesare il residuo e a misurare la presenza di sostanze migranti. Degni di nota sono gli ammonimenti del professor Monarca[4], che ha studiato da anni il fenomeno della migrazione delle sostanze dagli imballaggi plastici. In particolare, egli contesta la metodologia del test di migrazione totale perché il processo di evaporazione porta all'allontanamento non solo dell'acqua, ma anche di sostanze volatili e semivolatili rilasciate dalla plastica dell'imballo. Infatti il test effettuato dal professor Monarca, secondo la procedura standard[4], rileva un residuo di 16 mg/l ben al di sotto del valore limite che è di 60 mg/l. Ma se lo stesso litro d'acqua minerale anziché farlo evaporare, si sottopone a una metodica più accurata che permette di misurare anche le sostanze volatili e semi-volatili contenute in esso, come la liofilizzazione (che consiste nel congelare l'acqua e farla evaporare, sotto forte depressione, senza farla passare per lo stato liquido) allora i residui rilasciati dalla plastica salgono drammaticamente sopra il limite, e cioè a 121 mg/l, un valore doppio rispetto al valore limite, aumentando quindi di sette volte e mezzo il suo peso rispetto all'evaporazione e individuando, attraverso l'analisi chimico-analitica, sostanze mutagene e cancerogene volatili come l'acetaldeide, la formaldeide, il dimetil-tereftalato e l'acido tereftalico.

Le fonti di contaminazione della filiera dell'acqua minerale

Dando uno sguardo alla filiera di produzione dell'acqua minerale, possiamo individuare numerose possibili fonti di contaminazioni da sostanze plastiche.

La prima è l'acqua stessa, che risulta già contaminata dalle microplastiche e dalle nanoplastiche nel pozzo in cui viene captata per essere poi imbottigliata. Fino a pochi anni fa, si pensava che questo tipo di contaminazione fosse tipica dei metalli pesanti o dei composti organici derivati dallo smaltimento illegale dei sottoprodotti della lavorazione delle industrie petrolchimiche. Oggi, le nuove scoperte della scienza ci hanno presentato un nuovo e altrettanto preoccupante problema, già affrontato nel capitolo precedente, cioè la presenza delle particelle di plastica anche nelle falde acquifere. Un recente studio[61] ha analizzato la presenza di microplastiche nelle acque minerali imbottigliate in Germania. Fino ad oggi, gli studi effettuati presentavano un grosso limite derivato dalla sensibilità degli spettrometri, che non erano in grado di captare la presenza di particelle inferiori a 20 micrometri. Oggi, con l'avvento di spettrometri più sofisticati e sensibili, si possono intercettare e analizzare anche i frammenti di più piccole dimensioni ancora più pericolosi. Il gruppo di studio tedesco[61] ha analizzato vari campioni di acqua minerale, in relazione al diverso imballaggio: in bottiglie di plastica, di vetro e in poliaccoppiato o brik. Tutti i campioni analizzati contenevano microplastiche, compresi i contenitori in vetro, di cui, la maggior parte (80%), erano frammenti con un diametro piccolissimo compreso tra i 5 e i 20 micrometri. Gli autori concludono che la presenza delle microplastiche è dovuta all'attività di rilascio dell'imballaggio primario. Se così fosse, sarebbe stato ragionevole non trovarli nell'acqua in vetro, a meno che, durante il processo di estrazione dalle sorgenti, l'acqua entri in contatto con materiali di plastica. Un altro studio[62] ha confermato la presenza di migliaia di microplastiche con diametro inferiore a cinque micron per litro d'acqua in tutti i trentadue campioni di bottiglie di acqua minerale in PET e in vetro. La seconda potenziale fonte di contaminazione è rappresentata dal processo di estrazione, che potrebbe prevedere il contatto dell'acqua con plastiche di vario tipo e forma come condutture, tubi, raccordi o il temporaneo stazionamento in serbatoi di accumulo. La terza fonte di contaminazione è rappresentata dalle criticità nelle delicate fasi di produzione dell'imballaggio di plastica e dei successivi trattamenti preparatori per l'imbottigliamento. La quarta fonte di contaminazione è rappresentata dalla fase dell'imbottigliamento, compreso l'eventuale processo di ozonizzazione delle bottiglie riempite d'acqua. E, infine, abbiamo la quinta e ultima potenziale fonte di contaminazione, quella che già abbiamo conosciuto nei precedenti capitoli: le bottiglie di plastica, che si trovano nei nostri supermercati, possono cedere all'acqua composti potenzialmente tossici derivanti dall'involucro in plastica. La migrazione degli elementi è condizionata da molti fattori, quali ad esempio la qualità della plastica utilizzata, il PH dell'acqua (parametro che misura l'acidità dell'acqua), il volume delle bottiglie, l'esposizione a fonti di luce e a fonti di calore per tempi prolungati.

Approfondiremo le ultime due fonti di contaminazione dell'acqua, in relazione al materiale maggiormente utilizzato oggi per la produzione di bottiglie di plastica, il polietilentereftalato (PET), perché si tratta di un materiale termoplastico molto resistente alle sollecitazioni meccaniche, impermeabile ai gas, economico e il più diffuso sul mercato.

Il processo di produzione delle bottiglie di plastica è sicuro per la salute?

Descriviamo brevemente la produzione di bottiglie di plastica in PET, mediante il processo industriale più utilizzato, quello dell'ISBM (Injection Stretch Blow Molding). Si parte dai granuli di PET, che vengono riscaldati fino a fonderli insieme in una pasta semiliquida. La giusta quantità di plastica viene sparata dagli iniettori in uno stampo per ottenere le cosiddette preforme. Il nastro trasporta le preforme nelle aree di condizionamento termico, cioè in appositi forni. Questa fase permette di mantenere, o eventualmente ottimizzare, un profilo termico ideale per la successiva fase di stiro e soffiaggio. Degli ugelli indirizzano l'aria calda sulla parte superiore della preforma, che viene fatta ruotare su sé stessa per garantire una distribuzione omogenea del calore. Infine, lo stampaggio per soffiaggio avviene insufflando aria compressa all'interno della preforma posizionata nello stampo cavo, in modo tale che, gonfiando l'oggetto, esso prenda la forma delle pareti interne dello stampo. Il contenitore viene, quindi, raffreddato e lo stampo viene aperto per il prelievo del prodotto finito: la bottiglia di plastica che troviamo nei supermercati. Il processo sopra descritto viene definito "mono-stadio", perché si parte dalla materia prima, cioè i granuli di PET, fino ad ottenere le bottiglie di plastica. Una variante del modello sopra descritto è rappresentata dal processo "bi-stadio". Esso si compone di una prima fase di produzione delle preforme, le quali vengono raffreddate fino a temperatura ambiente e immagazzinate, e di una fase di soffiatura che avviene successivamente. Il processo così strutturato permette di minimizzare il contenuto di acetaldeide e formaldeide, poiché il materiale è sottoposto a uno stress termico minore, in quanto viene mantenuto a temperature elevate per un tempo più breve.

Sostanze migranti dalle bottiglie di plastica

Il PET è un polimero che viene ottenuto per reazione di condensazione (unione di due monomeri per eliminazione di una molecola d'acqua) tra il glicole etilenico e l'acido tereftalico fino a formare l'unità costituente l'idrossi-etil-tereftalato, che poi, per successiva polimerizzazione, indotta dal triossido d'antimonio come catalizzatore, produce il prodotto finale. I possibili contaminanti delle bottiglie di PET, mediante migrazione, possono essere i reattivi di partenza, compresi i monomeri e i sottoprodotti di reazione come gli oligomeri. È dimostrato[63-65] che le alte temperature, soprattutto durante la fase di rimodellamento della preforma, causano un processo di degradazione termica dei polimeri, che porta a un accumulo di acetaldeide e formaldeide, composti molto volatili e solubili in acqua ed entrambi i composti incrementano la loro concentrazione nell'acqua imbottigliata in funzione della temperatura e del periodo di stoccaggio[63-65]. L'acetaldeide è stata classificata come possibile cancerogeno dalla IARC. Va fatto, invece, un distinguo per la formaldeide, che è presente in tutte le cellule vive come sottoprodotto endogeno del metabolismo ossidativo di numerosi composti (del metanolo, della perossidazione dei lipidi, del metabolismo degli aminoacidi) e il suo turn-over è strettamente controllato da un meccanismo di neutralizzazione (deidrogenasi-glutatione dipendente), che ossida rapidamente la formaldeide in acido formico, eliminato nelle urine. La quota esogena deriva da latte, carne, funghi, pesce, bevande alcoliche e aspartame. La formaldeide è caratterizzata da un'alta reattività e complessa con proteine, DNA, glucidi ed è considerata dalla IARC come cancerogeno, correlato soprattutto al cancro del rinofaringe e alle leucemie. Nel 2015, l'EFSA non ha espresso alcuna preoccupazione derivante dalla sommatoria dell'esposizione esogena a quella endogena, ben al di sotto della quantità giornaliera accettabile. L'antimonio (Sb)[64], usato come catalizzatore nella sintesi del PET, è stato classificato dalla IARC come possibile cancerogeno (classe 2B). Questo metallo è regolarmente presente come migrante nell'acqua imbottigliata in PET e può indurre intossicazioni a breve termine come diarrea, vomito, alterare i livelli ematici di colesterolo e glucosio[63-65]. A lungo termine, può essere mutageno e cancerogeno insieme alla frazione inalabile, rappresentata dai suoi composti inorganici. L'antimonio induce la formazione di specie altamente reattive dell'ossigeno e nitro-derivati che aggrediscono qualsiasi tipo di macromolecola. I livelli raccomandati dell'acqua potabile variano da 20 microgrammi/litro dell'OMS fino ai 2 microgrammi/litro secondo la normativa giapponese, che è quella più restrittiva. Anche l'antimonio ha dimostrato di aumentare la sua migrazione in funzione soprattutto della temperatura[64]. Si consideri che, oltre alle bottiglie in PET di acqua minerale, sono in PET anche imballaggi di succhi di frutta, latte, bevande dissetanti, per cui l'esposizione all'antimonio non è da sottovalutare, se si considerano le innumerevoli fonti di esposizione. Uno studio, molto accurato ed esaustivo, è stato condotto da un gruppo californiano[3] commissionato direttamente dal Ministero dell'Ambiente dello Stato della California. Gli studiosi hanno individuato ben 29 molecole rilasciate dalle bottiglie di acqua minerale in PET, sottoposte a sei differenti combinazioni di temperature e tempi di stoccaggio. In alcune di esse, è stata trovata una stretta correlazione tra le condizioni di stoccaggio e la loro migrazione nell'acqua. La temperatura è stato il parametro più importante. Infatti, variando di soli 10°C (da 20 a 30°C), alcune sostanze migranti aumentavano più di nove volte la loro concentrazione nell'acqua. Il parametro tempo sembra meno influente, poiché i livelli di alcuni migranti aumentavano di quattro volte se stoccati per tre mesi.

Consigli e avvertenze:

- L'acqua minerale non è migliore dell'acqua di rubinetto, da qualsiasi punto di vista.
- L'acqua di rubinetto ha spesso una composizione di sali minerali più completa e bilanciata, soprattutto nei confronti delle acque oligominerali.
- L'acqua minerale viene stoccata anche per mesi, in bottiglie di plastica, in condizioni spesso estreme che facilitano il rilascio di sostanze contaminanti ad azione cancerogena, mutagena e interferente endocrina.
- L'acqua di rubinetto costa molto meno rispetto a quella minerale.
- Il consumo di acqua di rubinetto, ricca in calcio e magnesio, ha dimostrato un effetto protettivo nei confronti delle malattie cardiovascolari come ipertensione, malattie coronariche e ictus cerebrale, osteoporosi e nei confronti della calcolosi renale[65]. Ad onor del vero, studi successivi non hanno confermato l'effetto protettivo sulle patologie cardiovascolari[66].
- Non sono consigliate le acque oligominerali con basse quantità di calcio, perché la biodisponibilità del calcio nell'acqua è la stessa di prodotti come il latte. Anche le acque ricche di sodio e solfati (limiti accettabili rispettivamente di 50 mg/l e 250 mg/l) sono da evitare perché il sodio è un fattore di rischio per l'ipertensione e, insieme ai solfati (limite di 250 mg/l), impedisce il riassorbimento di calcio a livello renale.
- La gasatura è un elemento che riduce la biodisponibilità del calcio e appaga il senso della sete oltremodo.
- Bisogna scegliere sempre un'acqua con la più bassa concentrazione di nitrati e nitriti, sostanze che portano alla formazione di composti potenzialmente cancerogeni come le nitrosammine. I nitrati sono pericolosi soprattutto per i neonati, per cui il loro limite massimo ammissibile, fissato a 45 mg/l per gli adulti, scende a 10 mg/l per le acque minerali destinate all'infanzia, perché il rischio di meta-emoglobinemìa, una patologia molto grave, è molto più alto nei bambini che negli adulti.
- L'impatto ambientale, derivato dall'uso di miliardi di bottiglie monouso e dal loro trasporto su gomma, è devastante per la sostenibilità ambientale e per il futuro dei nostri figli. Meglio l'uso di impianti domestici microfiltranti piuttosto che utilizzare acqua minerale.
- Se proprio si vuole bere acqua minerale, è meglio scegliere quella

imbottigliata in vetro oppure usare acqua imbottigliata in vetro con la virtuosa pratica del "vuoto a rendere". Questa pratica, in auge negli anni ottanta del secolo scorso per le bottiglie di vetro, permette di ricevere la piccola cauzione trattenuta dal commerciante al momento dell'acquisto, una volta che gli è stato restituito il contenitore vuoto. Se fossi il ministro dell'ambiente, creerei un fondo ad hoc per finanziare le aziende private che si volessero lanciare nel mercato del "vuoto a rendere", perché questo è un metodo ancora più efficace della raccolta differenziata, per riutilizzare infinite volte il vetro, un materiale nobile e sicuro, senza dover necessariamente passare attraverso costosi e lunghi processi industriali di riqualificazione del materiale. Ma non bisogna mai abbassare la guardia: in uno studio tedesco[62] è stata rilevata la presenza di migliaia di pigmenti di inchiostro, per litro d'acqua analizzato, sia in bottiglie di plastica sia in quelle di vetro riutilizzabili. Poiché i pigmenti di inchiostro erano gli stessi delle etichette presenti sulle bottiglie, si è dedotto che il metodo di pulizia delle bottiglie riutilizzabili fosse la più probabile fonte di contaminazione delle stesse.

- Per il trasporto dell'acqua, al lavoro o a una gita fuori porta, usare dei contenitori in acciaio leggero o in vetro riutilizzabili, rivestiti esternamente in silicone antiurto.

CAPITOLO 11

La plastica nei cosmetici

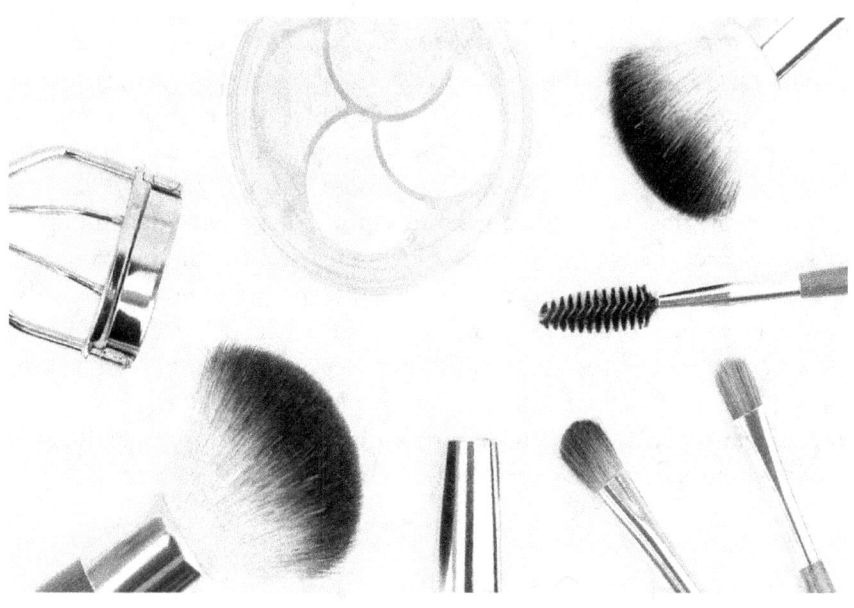

Le plastiche dei cosmetici sono pericolose?

Siamo finalmente giunti a parlare delle plastiche utilizzate anche nella cosmetica. Il settore della cosmesi è sempre in continua crescita, perché il cosmetico è oggi considerato un componente essenziale per la nostra salute e per il nostro benessere fisico. Non sempre in questo settore, come in altri, vige il principio di precauzione, per cui molti errori sono stati commessi, ma altrettante contromisure sono state prese per porre rimedio. Pensiamo alle campagne "Eau de Toxines", nel 2005, e "Detox", nel 2014, di Greenpeace sulla leggibilità e trasparenza delle etichette e sulla presenza di sostanze considerate dannose. Inoltre, vi segnalo i risultati di un'indagine[67] condotta da una famosa associazione di consumatori francesi, che ha valutato la presenza di sostanze tossiche in molti prodotti cosmetici di uso comune, nella quale sono stati analizzati ben 185 cosmetici in relazione alle sostanze irritanti, allergizzanti o potenzialmente cancerogene o mutagene. Se siete interessati, dategli un'occhiata e vi si aprirà un altro mondo!

Vi riporto, per esemplificazione, la definizione dei prodotti cosmetici secondo normativa. Essi sono "*qualsiasi sostanza o miscela destinata ad essere applicata sulle superfici esterne del corpo umano (epidermide, sistema pilifero e capelli, unghie, labbra, organi genitali esterni) oppure sui denti e sulle mucose della bocca allo scopo esclusivamente o prevalentemente di pulirli, profumarli, modificarne l'aspetto, proteggerli, mantenerli in buono stato o correggere gli odori corporei*". Ragion per cui, secondo la definizione, un cosmetico può profumare, pulire e proteggere le superfici esterne del corpo su cui viene applicato. Ma è proprio così? E se fosse così, perché è molto controversa l'aggiunta degli ftalati alle formulazioni come co-solventi, denaturanti e fissativi? E come mai questi pericolosi interferenti endocrini vengono assorbiti direttamente dalla pelle in seguito ad applicazione, per inalazione, ingestione orale e assorbimento transdermico[68-71]? Di seguito, vi descriverò come le molecole contenute nei prodotti di bellezza, compresi i veleni rilasciati dagli imballaggi, penetrino nel nostro corpo e raggiungano qualsiasi organo interno mediante le due principali vie di assorbimento, quella transdermica e quella buccale.

La via di assorbimento sub-linguale o buccale

È noto che alcuni cosmetici entrano a diretto contatto con la mucosa orale, dove è presente una delle più veloci ed efficaci vie di assorbimento e somministrazione delle sostanze, cioè la mucosa sublinguale. Infatti, proprio sotto la lingua è presente un ricchissimo plesso venoso che permette un rapido assorbimento delle sostanze, spesso usato in formulazioni farmaceutiche, come le compresse sublinguali di analgesici molto potenti per la terapia del dolore o la famosa nitroglicerina sublinguale per gli attacchi di angina pectoris. Oltre alla rapidità di azione, questa via di assorbimento permette di evitare la metabolizzazione epatica, che avrebbe disattivato una frazione considerevole del farmaco, se lo stesso fosse stato deglutito, assorbito lungo il tratto gastro-intestinale e trasportato dal sistema venoso (vena porta) direttamente al fegato. La situazione si ribalta completamente se ad evitare la metabolizzazione epatica sono sostanze velenose rilasciate dai contenitori di dentifrici e collutori, come ftalati o bisfenoli, che vanno, indisturbati, a danneggiare i tessuti-bersaglio. Soffermiamoci un attimo ad analizzare il rischio di esposizione giornaliera attraverso questa via di assorbimento per i contaminanti rilasciati dai cosmetici: laviamo i denti almeno tre volte al giorno, cioè dopo i pasti principali e, spesso, usiamo il collutorio che persiste a contatto con la mucosa orale perché il cavo orale non viene risciacquato. Inoltre, è inevitabile che una piccola frazione dei microgranuli di plastica presenti nelle formulazioni abrasive dei dentifrici, anche se usati in piccole quantità e con tutti gli accorgimenti possibili, verrà deglutita e finirà nel nostro stomaco con conseguenze ancora tutte da valutare. Anche i super-tecnologici spazzolini all'argento antibatterico rappresentano una potenziale fonte di esposizione orale a nanoparticelle metalliche, che penetrano pericolosamente nel nostro organismo e potrebbero arrecare danni con meccanismi, che gli scienziati stanno studiando solo da pochi anni.

Ora potete comprendere meglio, quanto sia importante utilizzare spazzolini in legno e con setole in fibre di bambù, dentifrici in tubetti metallici (non in plastica) esenti da microplastiche e collutori in flaconi di vetro (introvabili), esenti dai tipici interferenti endocrini rilasciati dai contenitori in plastica.

"La via di assorbimento transdermica è un'autostrada senza pedaggi o posti di blocco, anche per le sostanze migrate dagli imballaggi"

La via di assorbimento transdermica

L'assorbimento transdermico è uno dei più studiati dalla tecnica farmaceutica e si sta implementando sempre di più mediante l'ideazione e lo sviluppo dei dispositivi, come i famosissimi cerotti transdermici di nitroglicerina o farmaci analgesici antinfiammatori, perché sono molto apprezzati dal paziente (compliance positiva) rispetto alla terapia orale. Quasi tutti i cosmetici più utilizzati, siano essi creme corpo, rossetti o smalti, vengono applicati sulla nostra pelle, unghie o labbra, che rappresentano anch'esse un'efficiente via di assorbimento, evitando il metabolismo epatico e l'ambiente acido dello stomaco che distrugge molte sostanze acido-labili. Nell'immaginario collettivo lo strato più esterno della pelle, detto strato corneo, teoricamente dovrebbe costituire una barriera invalicabile alla penetrazione e permeazione di corpi e molecole estranee di qualsiasi tipo, se si considera il fatto che è poco vascolarizzato, ha un'alta densità e una bassa idratazione. Ma non ci deve meravigliare che siano state pubblicate decine di studi[68-71] che documentano, in maniera inequivocabile, come componenti di cosmetici o di imballaggi, applicati sulla pelle, vengano ritrovati, come tali o sotto forma di metaboliti, nelle urine delle persone monitorate anche a concentrazioni preoccupanti. L'assorbimento transdermico dipende dalla lipolifia della molecola, cioè da quanto è capace a sciogliersi nello strato grasso del tessuto corneo superficiale e dall'azione nelle formulazioni cosmetiche di sostanze, che aumentano la permeabilità della pelle e sono dette "promotori di assorbimento". Tra i più noti abbiamo l'etanolo, che ha la capacità di estrarre alcuni lipidi dello strato corneo, soprattutto se si affianca ad esso l'azione sinergica di un cosolvente idrofobico come il n-esano o di altre molecole volatili normalmente presenti in profumi e deodoranti. Solventi vari come l'acetone, il glicole propilenico, ubiquitario nelle formulazioni cosmetiche, alcuni alcoli e acidi grassi, presenti negli smalti, agirebbero andando ad aumentare l'idratazione dello strato superficiale e, di conseguenza, la sua permeabilità alle sostanze esterne. In altre formulazioni come i saponi, gli shampoo, i detergenti liquidi e solidi in generale, comprese le salviette umidificate, possiamo trovare altri promotori di assorbimento come i tensioattivi, siano essi anionici, cationici o non ionici. Essi aumentano l'assorbimento delle sostanze, grazie al loro effetto destabilizzante sulle membrane cellulari dello strato corneo superficiale che, come un cancello automatico, si apre momentaneamente alle loro sollecitazioni.

Gli ftalati e i parabeni nei cosmetici

In un recente studio americano, denominato EARTH[69], il primo a studiare l'esposizione dei contaminanti sulla popolazione maschile, si è cercato di correlare l'esposizione ai prodotti dell'igiene personale (profumi, collutori, shampoo, creme abbronzanti, ecc.) alla presenza di ftalati. Il monoetil-ftalato (MEP), un metabolita del dietilftalato (DEP), è stato rilevato nell'80% delle urine dei 400 uomini monitorati e la sua concentrazione è risultata strettamente correlata all'uso frequente di profumo, acqua di colonia e deodorante, in parte anche all'uso del balsamo per capelli e dei dopobarba. In un altro studio americano[70], è stata valutata la presenza di ftalati in 170 prodotti per la cura della persona, compresi 20 prodotti per la cura dei neonati (baby care). Il DEP è stato riscontrato in tutti profumi e nel 90% degli smalti per unghie. Le concentrazioni più alte riscontrate sono nell'ordine di milligrammi per grammo di prodotto, cioè a concentrazioni elevatissime. Molto utilizzate nell'igiene della prima infanzia sono le salviette igienizzanti per neonati[68]. Queste salviette sono imbevute di un mix di prodotti chimici pericolosi quali ftalati, parabeni, profumi e sostanze allergizzanti, che sono regolamentati dalla normativa europea N°1223/2009. I parabeni sono stati vietati nei prodotti destinati ai bambini al di sotto dei tre anni, a partire dal mese di aprile 2015 ma, nello studio di Celiero[68], sono stati trovati nella metà dei campioni analizzati e gli ftalati sono stati rilevati in 13 campioni a concentrazioni al di sotto dei valori stabiliti per legge. Al primo posto sul banco degli imputati ci sono, però, i profumi. In un recente studio[71] sono stati misurati gli ftalati in 47 marche di profumi e il DEP e il DMP sono risultati presenti in tutti i campioni analizzati.

Numerose sono le "fake news" che si susseguono su questi argomenti. Attualmente, l'unico ftalato utilizzato per formulazioni cosmetiche in Europa è il dietilftalato, adoperato come denaturante dell'alcool etilico a concentrazioni notevolmente inferiori ai livelli riconosciuti pericolosi per la salute umana, se si escludono altre fonti di esposizione. Inoltre, uno studio europeo[68] del 2015 ha rilevato la presenza di due ftalati vietati da tempo nelle formulazioni cosmetiche, cioè il dibutil-ftalato (DBP) e il dietil-esil-ftalato (DEHP), in tredici campioni analizzati, probabilmente o contaminanti del processo di produzione o migranti degli imballaggi.

Insomma vi ho elencato, in questo capitolo del libro, una lunga carrellata di potenziali fonti di esposizione da ftalati e di altri interferenti endocrini, di cui probabilmente non eravate a conoscenza ma che, insieme, formano un cocktail micidiale per la nostra salute! Sicuramente la normativa nel settore cosmetico, in Europa, ha fatto passi da gigante rispetto ad altre realtà, come quella americana, per quanto riguarda la sicurezza dei prodotti e il loro impatto sulla salute e sull'ambiente, ma molto ancora c'è da fare.

Luci e ombre della cosmetica europea

Il regolamento 1223/2009 dei cosmetici prevede, per la prima volta, che nella cosiddetta "scheda di sicurezza" dei prodotti siano riportate eventuali sostanze pericolose presenti nella composizione dell'imballo e rende accessibili e disponibili i test di migrazione effettuati. I test effettuati sui packaging prevedono la valutazione della migrazione globale (OML) e delle migrazioni specifiche (SML) dei monomeri costituenti il polimero, di tracce di catalizzatori o dei metalli pesanti. Finalmente è arrivata la prima linea guida, risalente al febbraio 2016, che ha ridisegnato la sicurezza del packaging cosmetico attraverso la definizione dei test analitici. Sono state valutate le possibili interazioni tra imballaggio e cosmetico e sono state introdotte, per la prima volta, prove di migrazione con simulanti non previsti dalla normativa sui materiali a contatto con gli alimenti perché, come nel caso di matrici fortemente acide o basiche, i cosmetici non sono assimilabili ad alcun prodotto alimentare.

"Lottiamo per far sì che venga riconosciuto al consumatore il sacrosanto diritto di sapere la data di produzione e di scadenza di un qualsiasi cosmetico"

In tutti i casi citati in precedenza, l'attenzione della comunità scientifica si è concentrata, quasi esclusivamente, sulla ricerca di sostanze pericolose aggiunte volontariamente nella formulazione: eccipienti o dalle impurità di questi. In realtà non sono riuscito a trovare, su banche dati internazionali, degli studi scientifici mirati a identificare e misurare la componente migrante, derivata dagli imballaggi in condizioni di stress-test, diverse da quelle previste dalla normativa, così come è stato fatto e si continua a fare per l'acqua minerale imbottigliata. Allora mi chiedo: "È mai possibile che nessuno si sia mai chiesto che cosa succede a un collutorio o a un dentifricio, che non possiedono neppure una data di scadenza, se venissero dimenticati per anni, in condizioni estreme (sbalzi di temperatura stagionali, vicino a fonti di calore o sotto la luce diretta del sole) in un magazzino di fortuna, e poi venissero venduti a prezzi stracciati a noi ignari consumatori?". Inoltre, vi siete mai chiesti perché quasi tutti i cosmetici non hanno una data di scadenza? Sono forse eterni? Ebbene, per rispondere a queste domande, devo spiegarvi che il Regolamento europeo 1223/2009, entrato in vigore l'11 luglio 2013, prevede che l'etichetta dei cosmetici riporti la data di scadenza esclusivamente per i prodotti che hanno un periodo di conservazione (o durata) inferiore ai 30 mesi, mentre per i prodotti con "durata minima superiore ai 30 mesi", se correttamente conservati e sigillati, non è prevista una data di scadenza, ma il cosiddetto PAO, ovvero l'acronimo di "Period After Opening" cioè il periodo dopo l'apertura, riconoscibile dal famoso simbolo che indica un barattolino aperto con su scritto i mesi entro i quali il cosmetico può essere tranquillamente utilizzato in sicurezza. Se il PAO indica 6M, significa che il cosmetico si potrà utilizzare per sei mesi dall'apertura del flacone. Pensate per un attimo che cosa può contenere, in termini di interferenti endocrini rilasciati dal contenitore di plastica, una crema viso o ancora peggio un collutorio, che non sono stati correttamente conservati ma esposti, per anni ed anni, ad elevate temperature, ai raggi solari e ad altre fonti di calore! Per questo chiedo, a gran voce, alle associazioni di consumatori di promuovere una petizione europea per far sì che venga riconosciuto, al consumatore, il sacrosanto diritto di conoscere la data di produzione e di scadenza di un qualsiasi cosmetico, a prescindere dal loro periodo di conservazione. E, a questo punto, vi pongo un altro quesito: "Comprereste un rossetto che è stato prodotto quattro anni e mezzo fa e che scade entro i successivi sei mesi con un PAO di un anno?". Capite bene, cari lettori, che la normativa in questione non è certamente trasparente né tutela la salute dei cittadini.

Consigli e avvertenze:

- Acquista i prodotti solo nei canali ufficiali (farmacie, erboristerie, profumerie e supermercati) e non sulle bancarelle per avere maggiori garanzie legate alla loro origine.
- Compra i prodotti per l'igiene personale con packaging non in plastica.
- Acquista prodotti con data di scadenza per avere un'idea del periodo di contatto del cosmetico con l'imballaggio e, di conseguenza, preferisci quelli con scadenza più lunga.
- Evita di acquistare cosmetici tenuti su espositori esposti alla luce diretta del sole o vicino a fonti di calore.
- Limita l'uso di deodoranti e profumi, perché hanno una maggiore concentrazione di ftalati.
- Risciacquati bene dopo l'applicazione del cosmetico (dentifricio, shampoo e saponi, ecc.) per evitare di avere un prodotto residuale, che sicuramente non fa tanto bene alla tua salute.
- Evita l'utilizzo di cosmetici contenenti microsfere come scrub e dentifrici abrasivi.
- Sostituisci i profumi, le acque di colonia e i deodoranti con prodotti completamente naturali, come gli oli essenziali puri o miscele di essi, conservati rigorosamente in flaconi di vetro.
- Quando applichi lo smalto sulle unghie, o viceversa usi l'acetone per rimuoverlo, per evitare di diffondere i veleni volatili dentro casa, sarebbe preferibile che lo facessi in un luogo circoscritto a porta chiusa ma ben aerato.
- A casa usa preferibilmente il pezzo di sapone da toilette (saponetta) al posto del sapone liquido in dosatori di plastica. Una volta usata, basta rilavarla e poggiarla sul suo bellissimo porta-saponetta in acciaio o in ceramica.
- Compra il filo interdentale con eccipienti naturali, come la cera d'api, e non con additivi lubrificanti sintetici come i perfluorocarburi.
- D'estate, per proteggerti dal sole, copriti il più possibile con indumenti di fibre vegetali e adopera le creme solari solo se necessario, perché essi sono i nemici giurati delle barriere coralline. Si calcola che ogni anno vanno a finire in mare circa 14.000 tonnellate di creme solari contenenti due potenti filtri, l'ossibenzone e l'octinossano, che risultano tossici per diverse specie di coralli, favorendone il cosiddetto sbiancamento. La crema solare arriva negli oceani di

tutto il mondo, quando ci si fa il bagno al mare, ma anche indirettamente, attraverso gli scarichi domestici, quando, dopo una giornata in spiaggia, ci si fa una bella doccia rigenerante.

CAPITOLO 12

Il futuro del Pianeta è nelle nostre mani

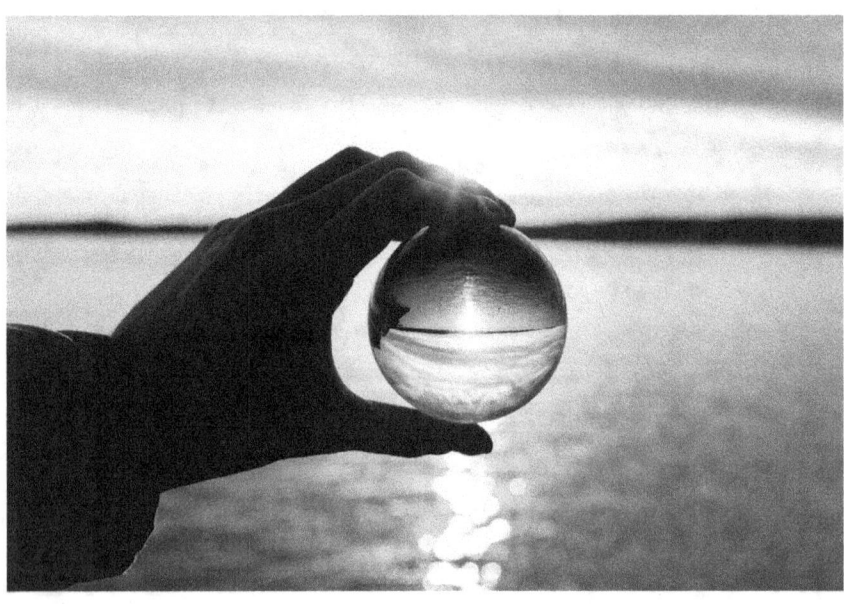

Se siete giunti fin qui e avete letto tutto con attenzione, anche sorvolando le parti più tecniche, significa che siete pronti per combattere la vostra guerra contro la Plastica. Se non modifichiamo il modo in cui produciamo e utilizziamo le plastiche, entro il 2050, nei nostri oceani, ci saranno più microplastiche che pesci. La Commissione Europea ha adottato la prima "Plastic Strategy" per arginare il problema: entro la "dead line" del 2030, tutti gli imballaggi in plastica, messi in commercio in Europa, dovranno essere riciclabili o riutilizzabili e, in totale, si dovranno riciclare almeno il 50% dei rifiuti plastici generati in Europa. Inoltre, saranno messe al bando le microplastiche e le plastiche frammentabili. Mentre le istituzioni europee si impegnano sul piano internazionale, noi, nel nostro piccolo, possiamo fare tanto, anzi oserei dire molto di più, perché insieme possiamo condizionare il mercato e le

scelte commerciali delle aziende private. Ricordiamoci che noi consumatori decretiamo il successo commerciale di un determinato prodotto
e del suo imballaggio e tutti insieme possiamo cambiare il mondo del
consumismo sfrenato basato sull'usa-e-getta, che non appartiene alla
filosofia della natura, dove tutto viene riutilizzato e riciclato da milioni
di anni, prima della comparsa dell'uomo sulla Terra. Guardatevi intorno e iniziate a ridisegnare i vo-

"Guardatevi intorno e ini- stri spazi, a partire dalle vernici da
ziate a ridisegnare i vostri utilizzare per imbiancare casa,
spazi" agli indumenti che indossate e
alle pentole che utilizzate per cucinare. Insieme possiamo salvare
il mondo, insieme possiamo salvare noi stessi e regalare un futuro migliore ai nostri figli. Per incoraggiarvi, vi riporto l'esempio di due
mamme londinesi, Sian Sutherland e Frederikke Magnussen, che
hanno inaugurato il primo supermercato "plastic-free" ad Amsterdam
dal nome Ekoplaza, che espone 700 prodotti senza plastiche degli imballaggi a prezzi competitivi e, nel Regno Unito, è stato aperto il primo
negozio inglese "The Zero Wast Shop", che presto diventerà una catena, caratterizzato da distributori di prodotti sfusi, non confezionati,
come latte, detersivi, yogurt, pasta, cereali, frutta secca, farina, ecc., liberi finalmente dalle plastiche degli imballaggi. Vi segnalo il sito americano[72] della pioniera Beth Terry che è impegnata, sin dal lontano
2007, a sensibilizzare l'opinione pubblica statunitense sul problema
ambientale delle plastiche e su come ridurne l'uso nella vita di tutti i
giorni in cento modi diversi.

Allora gridiamo insieme: "No alla plastica, Sì alla vita!".

APPENDICE

Consigli utili finali

Molti di questi consigli finali vi faranno sorridere o mi faranno passare per un "estremista" ma vi assicuro che, nell'arco di cinque o sei anni, anche voi la penserete allo stesso modo, perché non abbiamo nessuna alternativa se non vogliamo estinguerci. È ovvio che i parlamentari italiani ed europei dovranno fare la loro parte, perché bisogna permettere al consumatore di andare ad acquistare la carne portandosi dietro il contenitore in acciaio inox e al macellaio di poterla vendere anche in quel modo senza incorrere in un'ammenda, ma quello che dovete fare voi, cari lettori, ve lo riassumo di seguito con 53 principali suggerimenti:

1. Tutto quello che è "usa-e-getta" fa male alla tua salute e a quella del Pianeta, per questo, sostituiscilo con materiali più nobili, riutilizzabili, riciclabili e atossici.
2. Quando compri un oggetto, una pentola, una conserva o altro, non fidarti di prodotti taroccati, senza marca o che costano troppo poco perché, in questo mondo, nessuno ti regala niente e, se paghi poco, spesso quel prodotto vale poco, anche dal punto di vista nutrizionale.
3. Non acquistare la stessa tipologia di prodotti imballati e gli stessi brand. In questo modo, si riducono le probabilità di accumulare i soliti contaminanti.
4. Dal gelataio compra sempre il gelato nel cono e mai le coppette col cucchiaino in plastica. Per il gelato da asporto, non utilizzare la vaschetta in polistirolo bianca, che è dannosa per la tua salute e l'ambiente, ma chiedi di riempire il tuo contenitore da asporto in vetro o in acciaio inox[72].
5. Prendi la decisione di mangiare frutta fresca di stagione al posto dei succhi di frutta preconfezionati: questa abitudine migliorerà la qualità della tua dieta e ridurrà drasticamente la quantità di rifiuti da te prodotti. Inoltre, evita di comprare frutta con i classici bollini adesivi di plastica, che sono rifiuti inutili e nocivi[72].
6. Per lavare i piatti, usa guanti in lattice o gomma naturale, detersivo in polvere conservato in scatole di vetro, acciaio o cartone

richiudibili e spugne di fibra naturale.

7. Usa contenitori in vetro o ceramica non colorati per conservare carne, pesce e alimenti che presentano perdite di liquidi. Per tutto il resto, utilizza panni o sacchettini in tessuto naturale (cotone e lino) non colorato per avvolgere gli alimenti da conservare in frigo, a cui si può applicare esternamente la classica pellicola di plastica e/o la carta di alluminio per ridurre gli odori e le eventuali perdite di liquido e poi cambia i panni frequentemente, in modo che non si generino muffe o cattivi odori.

8. Elimina gli insaccati e i formaggi preconfezionati in vaschetta e sostituiscili con insaccati interi, conservati in vetro o in tessuto naturale, poi affettali e consumali al momento.

9. Quando vai al bar a prendere il caffè, chiedi sempre al barista di usare la tazza in ceramica e, se non è disponibile, usa la tua tazza da viaggio e chiedi di sciacquarla e asciugarla rapidamente dopo l'uso[72].

10. Porta sempre con te una borsetta contenente un set di forchette, cucchiaio, coltello e bicchiere in acciaio inox e usali eventualmente quando mangi una pizza da asporto per non utilizzare le stoviglie in plastica[72].

11. Se vivi in zone dove non sono presenti negozi di prodotti sfusi, puoi sempre acquistare confezioni maxi di prodotti non deperibili, che riducono, nel complesso la quantità di plastica da imballaggio[72].

12. Acquista prodotti ittici surgelati, recandoti presso i punti vendita che espongono prodotti sfusi non confezionati di qualità, e chiedi che ti vengano pesati direttamente nel tuo contenitore da asporto in acciaio inox o vetro. Poi riutilizza i barattoli in vetro per conservare gli alimenti sfusi.

13. Per cucinare, usa le pentole in boro-silicato o in vetroceramica, i tegami in ceramica o vetro, né smaltati né colorati.

14. Acquista la versione non in plastica di utensili e piccoli elettrodomestici, come lo spremi-agrumi in acciaio, il frullatore elettrico e l'estrattore di succo con corpo in vetro o acciaio e stampi per cubetti di ghiaccio in acciaio.

15. Scegli i prodotti con gli imballaggi meno pericolosi. Per esempio, acquista le mozzarelle in imballaggi senza la classica bustina di plastica bianca immersa nel siero di conservazione. È inoltre preferibile scegliere imballaggi non ricoperti da inchiostro, ma che presentino una seconda pellicola esterna, non incollata alla prima, su

cui è stato fissato l'inchiostro per la presentazione del prodotto. Inoltre, una volta a casa, togli i latticini dai loro imballaggi in plastica e dal siero e conservali in acqua pulita, con o senza sale, dentro recipienti di vetro o ceramica e consumali in un paio di giorni.

16. Non consumare mai alimenti conservati, come tonno o carne in scatola, in barattolame epossidato (strato di resina bianca che riveste l'interno dei contenitori a contatto con gli alimenti) ma in vetro.

17. Cerca di procurarti il latte direttamente dall'allevatore, sensibilizzalo sul problema plastica e sull'uso dell'acciaio e del vetro oppure, se possibile, acquista il latte direttamente dai distributori automatici e utilizza la tua bottiglia in vetro.

18. Bevi l'acqua di rubinetto, usando sistemi di microfiltrazione casalinghi per abbattere la concentrazione delle microplastiche. Se proprio vuoi bere acqua minerale in bottiglia, allora è meglio scegliere quella imbottigliata in vetro che deve, però, essere riutilizzata dal fornitore secondo la virtuosa pratica del "vuoto a rendere". Questa pratica, in auge negli anni Ottanta per le bottiglie in vetro di birra, gassosa e altro, permette di riutilizzare le stesse bottiglie in maniera sicura e igienica, evitando anche i costi da sostenere per il riciclo del vetro, che va a finire nella raccolta differenziata.

19. Compra l'olio extravergine di oliva prodotto con il metodo della centrifugazione a temperatura controllata per evitare i contaminanti ceduti dai dischi filtranti (detti fiscoli), che vengono utilizzati nella più rinomata tecnica di spremitura a freddo.

20. Bevi vino di qualità imbottigliato in vetro (no brik) e con tappo in sughero mono-pezzo. Se puoi, producilo tu direttamente (filiera corta e sicura).

21. Non usare mai mestoli, piatti, taglieri, posate, forme o formine in silicone o in nylon. Essi rilasciano sostanze pericolose soprattutto a contatto con alimenti riscaldati e bevande bollenti.

22. Compra e indossa solo indumenti fatti da fibre naturali e non sintetiche, che rappresentano una delle principali fonti di inquinamento delle plastiche a livello globale.

23. Utilizza l'auto il meno possibile e, quando puoi, sostituiscila con il car-sharing, con il treno e bicicletta.

24. Prima di comprare l'asciugatrice, assicurati di avere a disposizione un locale indipendente o comunque ben areato, dove allocarla, perché potrebbe rappresentare una pericolosa fonte di microfibre sintetiche volatili. Cerca di non respirare l'ammasso di pelucchi che

devi rimuovere a ogni ciclo, effettuando l'operazione all'aperto (giardino, balcone) e sigillando la busta subito dopo.

25. Non acquistare le stufe a pellet per il riscaldamento domestico, perché i pellet di legno hanno considerevoli quantità di polvere di legno cancerogena.

26. Ai più virtuosi ed economicamente facoltosi consiglio di applicare agli scarichi della lavatrice dei filtri specifici che blocchino le microfibre di plastica che si generano durante il lavaggio. Esse rappresentano una delle principali fonti di inquinamento dei fiumi, dei laghi e degli oceani.

27. Insegna ai tuoi figli a fare a meno della cannuccia di plastica, uno dei rifiuti più rappresentativi nei nostri oceani, fai usare quelli in pasta.

28. Se sei un fumatore, non disperdere nell'ambiente le cicche di sigaretta ma smaltiscile correttamente, magari portando con te uno dei tanti modelli economici di portacicche tascabile a chiusura ermetica, oppure porta sempre con te un pacchetto vuoto di sigarette che fungerà da contenitore per le cicche.

29. Alla prossima tinteggiatura della tua casa, non utilizzare di nuovo le vernici acriliche che rappresentano una delle più importanti fonti di inquinamento degli oceani di nanoparticelle di plastica. Scegli le vernici ecologiche, facilmente reperibili, completamente atossiche e non dannose all'ambiente, realizzate solo con materie prime vegetali e minerali prive di derivati petrolchimici.

30. Se vuoi essere sicuro al 100% dei prodotti che mangi, produci tu stesso, come facevano le nostre nonne, il pane, l'olio, il vino, la pasta, la maionese, lo yogurt, la salsa di pomodoro e alleva direttamente gli animali da cortile come galline e conigli, i quali, tra l'altro, smaltirebbero la frazione organica dei tuoi rifiuti.

31. Preferisci un'alimentazione che preveda la stabilizzazione e l'ottimizzazione dei livelli di glicemia e insulina, per evitare condizioni che favoriscano la glicazione esogena da glucosio e fruttosio (glicotossine esogene). La vera dieta mediterranea fatta soprattutto da legumi, pane e pasta integrali (prodotti poco elaborati e non raffinati), come apporto glucidico potrebbe essere sufficiente per tenere sotto controllo la componente glucidica nelle diete nei soggetti sani.

32. Prediligi la cottura al vapore, quella brasata, quella stufata rispetto agli arrosti o ai fritti. L'acqua, oltre a limitare la temperatura di

cottura (non oltre i 100°C), costituisce un'importante barriera per la formazione dei contaminanti da cottura.

33. Delle fatidiche cinque porzioni giornaliere di frutta e verdura previste dalla dieta mediterranea, riduci il consumo di frutta a una, massimo due piccole porzioni al giorno e aumenta il numero di porzioni di verdura sia cruda che cotta.

34. È preferibile mangiare verdura fresca per preservare intatte le sostanze nutraceutiche e vitaminiche in esse contenute, ma bisogna essere sicuri che si tratti di prodotti biologici esenti da pesticidi e anticrittogamici.

35. Elimina bevande gassate zuccherine, proprio perché sono la principale fonte di fruttosio nella nostra dieta insieme alla frutta.

36. Riduci al minimo il consumo di carne o pesce arrostiti, fritti e affumicati, perché contengono elevate quantità di idrocarburi policiclici aromatici e glicotossine.

37. Cospargi sempre miscele di spezie sulla superficie di carne o pesce da cuocere: studi[43,44] hanno dimostrato che le sostanze antiossidanti delle spezie possono abbattere fino al 60% le concentrazioni di ammine eterocicliche nella carne arrostita.

38. Prediligi cotture più lunghe ma a temperature più basse (slow-cooking); più bassa è la temperatura e minori saranno le sostanze contaminanti.

39. Allontana sempre i fondi di cottura di arrosti, fritti o cotti in forno e sostituiscili con sughi preparati in maniera salutare.

40. Pratica attività fisica regolare è un fattore protettivo contro le glicotossine esogene ed endogene.

41. Preferisci la cottura al forno a temperature basse al posto della cottura su carbonella o barbecue, per evitare l'esposizione a idrocarburi policiclici aromatici.

42. Riduci il consumo di caffè per l'elevato livello in furani in esso contenuto, soprattutto il caffè espresso, ed eventualmente sostituiscilo con tisane al tè verde bio, usando direttamente le foglie essiccate da aggiungere all'acqua bollente e poi filtrale con un colino di acciaio.

43. Evita l'uso di carta da forno o di pirottini da forno, che rappresentano le più importanti fonti di contaminazione degli alimenti agli oli minerali, potenzialmente epatotossici o cancerogeni.

44. Non mangiare prodotti contenenti olio di palma raffinato, perché il suo processo di produzione, ad alte temperature, induce la

formazione di sostanze cancerogene.

45. Cerca, mamma, di allattare il tuo bambino al seno, l'unico strumento che Madre Natura ha ideato da milioni di anni sia come scaldabiberon che come biberon, sempre disponibile, autodosato e senza rischi per la salute del lattante.

46. Acquista i cosmetici solo nei canali ufficiali (farmacie, erboristerie, profumerie e supermercati) e non sulle bancarelle per avere maggiori garanzie legate alla loro origine.

47. Compra i cosmetici con packaging non in plastica.

48. Acquista cosmetici con data di scadenza per avere un'idea del periodo di contatto del cosmetico con l'imballaggio e, di conseguenza, preferisci quelli con scadenza più lunga.

49. Limita l'uso di deodoranti e profumi, perché hanno una maggiore concentrazione di ftalati.

50. Evita l'utilizzo di cosmetici contenenti microsfere come scrub e dentifrici abrasivi.

51. Sostituisci i profumi, le acque di colonia e i deodoranti con prodotti completamente naturali, come gli oli essenziali puri o miscele di essi, conservati rigorosamente in flaconi di vetro.

52. Cambia stile di vita, abbraccia una vita più attiva, cammina a piedi il più possibile o in bicicletta. Usa il più possibile i trasporti pubblici e, tra questi, preferisci i trasporti su rotaie e non su gomma.

53. Se vuoi essere sicuro al 100%, unisci la filosofia dei prodotti a "km-zero" con quelli della "plastica-zero". Rifornisciti direttamente dal produttore, che sia un'azienda agricola o un caseificio, e fai presente le tue esigenze a km zero e plastica zero.

"Unisci la filosofia dei prodotti a "km-zero" con quelli della "plastica-zero""

Infine, l'ultima e più importante raccomandazione, sii sempre ottimista perché nulla può fermare la tua determinazione, la tua volontà e la tua aspirazione ad un mondo più giusto, più sano, più solidale, più TUO!

E non finisce qui…

Cari lettori, la nostra crociata contro le plastiche è solo all'inizio!

Al prossimo libro.

Bibliografia

1. Moore C J, et al. *A Comparison of plastic and Plankton in the North Pacific Central Gyre.* Marine Pollution Bullettin 2001; 41(12):423-433.
2. Lau O W, et al. *Contamination in food from packaging material.* Journal of chromatography 2000;882(25):270.
3. Maddalena R, et al. *Experimental comparison of chemical migration from petrochemical plastic and bioplastic bottles into drinking water* 2013.
4. Monarca S, et al. *Studies of migration of potential genotoxic compounds into water stored in PET bottles.* Food Chem Toxicol 1994;32(9):783-8.
5. Kappenstein O, et al. *Toxicologically relevant phthalates in food.* EXS 2012;101:87-106.
6. Erythropel HC, et al. *Leaching of the plasticizer di(ethylexyl)phthalate (DEHP) from plastic containers and the question of human exposure.* Appl Microbiol Biotechnol 2014 Dec;98(24):9967-81.
7. EFSA. *Parere del gruppo di esperti scientifici AFC in merito all'esposizione degli adulti all'olio di soia epossidato nei materiali a contatto con l'alimento.* The EFSA Journal 2006; 332:1-9.
8. Ahmad M, et al. *Leaching of styrene and other aromatic compounds in drinking water from PS Bottles.* J Environ Sci 2007;19(4):421-6.
9. Riquet AM, et al. *Food and packaging interactions; tailoring fatty food simulants.* Food Addit Contam 1997;14(1):53-63.
10. Bradley E, et al. *Method of test and survey of caprolactam migration into foods package in nylon-6.* Food Additives and Contaminants 2004;21(12):1179-85.
11. Ministero del lavoro. Circolare 12 giugno 1979 n°46. *Normativa tecnica generale per la prevenzione dei rischi da ammine aromatiche nelle industrie.*
12. Fukuoka H, et al. *Molecular Mechanism of Origins of Health and Disease.* Nihol Eiseigaku Zasshi. 2016; 71(3):185-187.
13. Rochester JR et al. *Prenatal exposure to bisphenol A and hyperactivity in children: a systematic review and metanalysis.* Environ Int 2018 May;114:343-356.
14. Pergialiotis V, et al. *Bispheol A and adverse prenancy outcomes: a systematic review of the literature.* J Matern Fetal Neonatal Med 2017 Aug 24:1-8.
15. Marcoccia D, et al. *Food components and contaminants as anti androgenic molecules.* Genes & Nutrition 2017;12:6.
16. Shafei A, et al. *The molecular mechanisms of action of the endocrine disrupting chemical bisphenol A in the development of cancer.* Gene. 2018 Mar 20;647:235-243.

17. Singleton DW, et al. *Gene expression prolifiling reveals novel regulation by bisphenol-A in estrogen receptor-alpha-positive human cells.* Environ Res 2006 Jan;100(1):86-92.

18. Lee HJ, et al. *Antiandrogenic effects of bisphenol A and nonylphenol on the function of androgen receptor.* Toxicol Sci 2003 Sep;75(1):40-6.

19. Mokra K, et al. *Low-concentration exposure to BPA, BPF and BPAF induces oxidative DNA bases lesions in human peripheral blood mononuclear cells.* Chemosphere 2018 Jun;119-126.

20. Shafei A, et al. *The molecular mechanism of action of the endocrine disrupting chemical bisphenol A in the development of cancer.* Gene 2018 20;647:235-243.

21. Lee S, et al. *Thyroid hormone disrupting potentials of bisphenol A and its analogues - in vitro comparison study employing rat pituitary (GH3) and thyroid follicular (FRTL-5) cells.* Toxicol In Vitro 2017 Apr;40:297-304.

22. Siracusa JS, et al. *Effects of bsphenol A and its analogs on reproductive health: A mini review. Reprod Toxicol.* 2018 Aug;79;96-123.

23. EFSA. *Perfluoroctane sulfonate, perflorooctanoic acid and their salts: Scientific opinion of the panel on contaminants in the food chain.* EFSA Journal 2008; 653:1-131.

24. Pomatto V, et al. *Plasticizers used in food-contact materials affect adipogenesis in 3T3L1 cells.* J Steroid Biochem Mol Biol 2018 Apr;178:322-332.

25. Darbre PA. *Endocrine disruptors and obesity.* Curr Obes Rep 2017; 6:18-27.

26. Bommarito PA, et al. *Effects of prenatal exposure to endocrine disruptors and toxic metals on the fetal epigenome.* Epigenomics 2017. 9(3), 333-3.

27. Braun JM. *Early life exposure to endocrine disrupting chemicals and child obesity and neurodevelopment.* Nat Rev endocrinol 2017; 13(3):161-173.

28. Arienti G. 2016 *Le basi molecolari della nutrizione.* Piccin.

29. Rebeniak M, et al. *Exposure to lead and cadmium released from ceramics and glassware intended to come into contact with food.* Rocz Panstw Zakl Hig 2014.

30. Szynal T, et al. *Migration studies of nickel and chromium from ceramics and glass tableware into food simulans.* Rocz Panstw Zakl Hig. 2016;67(3):247-52.

31. Turner A, et al. *High levels of migratable lead and cadmium on decorated drinking glassware.* Science of The Total Environment 2018 Mar;616-617:1498-1504.

32. Bouwmeester H, et al. *Effects of food-borne nanomaterials on*

gastrointestinal tissues and microbiota. Wiley Interdiscip Rev Nanomed Nanobiotechnol 2018, 10:e1481. Doi: 10.1002/wnan.1481.

33. Bettini S, et al. *Food-grade TiO_2 impairs intestinal and systemic immune homeostasis, initiates preneoplastic lesions and promotes aberrant crypt development in the rat colon.* Sci Rep 2017, 7:40373.

34. Iniziativa disponibile al sito http://imars.org/online/

35. Goldberg, et al. *Advanced glucoxidation end products in commonly consumed foods.* J. Am. Diet. Assoc 2004;104, 1287-1291.

36. Uribarri, et al. *Advanced Glycation in Foods end products in foods.* J. Am. Diet. Assoc 2010; 110(6):911-16 e12.

37. Ludwig DS. *Examining the health effects of fructose.* JAMA 2013 Jul 3;310(1)33-4.

38. R. Sing A, et al. *Advanced glycation end-products: a review.* Diabetologia 2001 (44): 129-14.

39. Parisa, et al. *Advanced Glycation End-Products and Their Receptor-Mediated Roles: Inflammation and Oxidative Stress.* Iran J Med Sci 2011; Vol 36 N. 3.

40. Desley L, et al. *Red Meat, Dietary Heme Iron, and Risk of Type 2 Diabetes: The Involvement of Advanced Lipoxidation Endproducts.* Adv Nutr July 2013; 4 403-411.

41. Sebekova K, et al. *Plasma levels of advanced glycation end products in healthy, long-term vegetarians and subjects on a western mixed diet.* Eur. J. Nutr. 2001; 40, 275-281.

42. Steven Joyal, MD – Book. *What Your Doctor May Not Tell You About Diabetes* 2008.

43. Kellow NJ, et al. *Dietary advanced glycation end-product restriction for the attenuation of insulin resistance, oxidative stress and endothelial dysfunction: a systematic review.* European Journal of Clinical Nutrition 2013; 67, 239–248.

44. Ryoji N, et al. *Advanced Glycation End Products and Their Receptors as Risk Factors for Aging.* Journal Anti Aging Medicine 2012;58(3):227-37.

45. Chiavarini, et al. *Dietary intake of meat cooking-related mutagens (HCAS) and risk of colorectal Adenoma and Cancer: a Systematic Review and Meta-Analysis.* Nutrients. 2017 may18;9(5).

46. EFSA. *Update on furan levels in food from monitoring years 2004-2010 and exposure assessment.* 2011.

47. Yadav S. *Determination of pesticide and phtalate residues in tea by QuECRS method and their fate in processing.* Environ Sci Pollut Res Int

2017Jan;24(3):3074-3083.

48. Wielle F, et al. *Post-consumer contamination in hight-density polyethylene milk bottles and the design of a bottle-to-bottle recycling process.* Food Addit Contam 2005 Oct;22(10):999-1011.

49. Lorenzini R, et al. *Satured and aromatic mineral oil hydrocarbons from paperboard food packaging: estimation of long-term migration from contents in the paperboard and data on boxes from the market.* Food Addit Contam Part A Chem Anal Control Expo Risk Assess 2010 Dec;27(12):1765-74.

50. Concin, et al. *Mineral oil paraffin in human body fat and milk* 2008 Feb;46(2):544-52.

51. Foley CJ, et al. *A meta-analysis of the effects of exposure to microplastics on fish and aquatic invertebrates.* Sci Total Environ 2018 Aug 1;631-632:550-559.

52. Arias.Andres M, et al. *Microplastic pollution increases gene exchange in aquatic ecosystems.* Environ Pollut 2018; 237:253-261.

53. Info disponibili sul sito https://orbmedia.org/stories/Invisibles_plastics.

54. Hodgson DJ, et al. *Ingestion and fragmentation of plastic carrier bags by the amphipod Orchestia gammarellus: Effects of plastic type and founding load.* Mar Pollut Bull.2018.

55. EFSA CONTAM Panel. Statement on the presence of microplastics and nanoplastics in food, with particular focus on seafood. EFSA Journal 2016;14(6):4501.

56. Lombardi CC, et al. *Le cicche di sigaretta: un rifiuto tossico dimenticato.* Tabaccologia 2009;4:27-36.

57. Tang YM, et al. *Chronic obstructive pulmonary disease deaths, disability-adjusted life years, and risk factors in Hubei province of mid-China, 1990-2015: the Global Burden of Disease Study.* Public Health 2018 May 28;161:12-19.

58. Novontny TE, et al. Cigarettes buttes and a case for an environmental policy on hazardous cigarette waste. Int. Environ. Res 2009; 6:1691-1705.

59. Chevalier Q, et al. *Nano-litter from cigarette butts: Environmental implications and urgent consideration.* Chemosphere. 2018 Mar;194:125-130.

60. Sighicelli et al. *Microplastic pollution in the surface waters of italian subalpine lakes.* Environ Pollut 2018;236:645651.

61. Schymanski D, et al. *Analysis of microplastics in water by micro-Raman spectroscopy: Release of plastic particles from different packaging into mineral*

water. Water Res 2018 Feb1;129:154-162.

62. Obmann BE, et al. *Small-sized microplastics and pigmented particles in bottled mineral water.* Watre Res 2018. 15;141:307-316.

63. Ozlem KE, et al. *Acetaldehyde migration from polyethylene terephthalate bottles into carbonated beverages in turkiye.* International Journal of food science and technology 2008;43: 333-338.

64. Shotyk W, et al. *Contamination of Canadian and European bottled waters with Antimony from PET conteiners.* Journal of Environmental Monitoring 2006; 8: 288-292.

65. Monarca S, et al. *Review of epidemiological studies on drinking water hardness and cardiovascular disease.* Eur J Cardiovasc Prev Rehabil, 2006 Aug;13(4):495-506.

66. Morris RW, et al. *Hard drinking water does not protect against cardiovascular disease: new evidences from the british regional heart study.* Eur L Cardiovasc Prev rehabil 2008 Apr;15(2):185-9.

67. Inchiesta disponibile al sito http://www.quechoisir.org/sante-bien-entre/hygiene-beaute/communique-substances-preoccupantes-dans-185-produits-cosmetiques-les-consommateurs-appales-a-passer-a-l-action.

68. Celiero M, et al. *Pressurized liquid extraction-gas chromatography-mass spectrometry analysis of fragrance allergens, musks, phtalates and preservatives in baby wipes.* J Chromatogr A 2015 Mar 6;1384:9-21.

69. Nassan FL, et al. *Personal care product use in men and urinary concentrations of select phthalate metabolites and parabens: results from the Environment and Reproductive Health (EARTH) Study.* Environ Health Perspect 2018.
Disponibile all'indirizzo https://doi.org/10.1289/EHP1374.

70. Guo Y, et al. *A survey of phthalates and parabes in personal care products from the United States and its implications for human exposure.* Environ Sci Technol 2013 dec 17;47(24):14442-9.

71. AL-Saleh I, et al. *Screening of phthalate esters in 47 branded perfumes.* Environ Sci Pollut Res Int 2016;23(1):455-68.

72. Info all'indirizzo https://myplasticfreelife.com/plasticfreeguide/

Abbreviazioni

ADHD	Attention Deficit Hyperactivity Disorder
ADI	Quantità Giornaliera Accettabile (Accettable Daily Intake)
AGEs	Advanced Glycation End Products
BFR	Ritardanti di Fiamma Bromurati
BHT	Terz-butil-idrossi-anisolo
CVM	Cloruro di Vinile
EDC	Endocrine Disrupting Chemicals
EFSA	Autorità Europea per la Sicurezza Alimentare
ESBO	Epoxidised Soyabean Oil
FAO	The Food and Agriculture Organization
GE	Glicidil Esteri degli Acidi Grassi
HA	Ammine Eterocicliche
HEPA	High efficiency Particulate Air Filter
IARC	International Agency for Research on Cancer
ISPESL	Istituto Superiore per la Prevenzione e la Sicurezza del Lavoro
IPA	Idrocarburi Policiclici Aromatici
3-MCPD	3-Monocloropropandiolo
MOAH	Oli Minerali Aromatici (Mineral Oil Aromatic Hydrocarbons)
MOE	Margine di Esposizione

MOSH	Oli Minerali Alifatici (Mineral Oil Satured Hydrocarbons)
NIAS	Sostanze Non Addizionate Intenzionalmente
OML	Limite di Migrazione Globale
OMS	Organizzazione Mondiale della Sanità
Pb	Piombo
PBTE	Perfluorobutiletilene
PFOA	Acido perfluoroottanoico
PFOS	Acido perfluoroottano-sulfonico
PMTDI	Dose Giornaliera Tollerabile Massima Provvisoria (Provisional Maximum Tolerable Intake)
PTFE	Politetrafluoroetilene
PTWI	Dose Settimanale Tollerabile Provvisoria (Provisional Tolerable Weekly Intake)
QM	Quantità Massima di Sostanza Residua
ROS	Radicali Liberi dell'Ossigeno
Sb	Antimonio
SML	Limite di Migrazione Specifica
Sn	Stagno
TDI	Quantità Giornaliera Tollerabile (Tolerable Daily Intake)
TEFLON	Nome commerciale del Politetrafluoroetilene

CHI È PASQUALE CIOFFI

Il dottor Pasquale Cioffi è da sempre impegnato a sensibilizzare l'opinione pubblica sui veleni che si nascondono nel mondo del consumismo sfrenato, nella società basata sull'usa-e-getta e nell'industrializzazione senza regole. Nel 2015 all'età di trentasette anni, nonostante avesse condotto fino ad allora una vita regolare e attiva con un regime alimentare bilanciato e sano, gli fu diagnosticato un adenoma (una lesione precancerosa) di tre centimetri all'intestino. Dopo l'intervento di rimozione del polipo, la sua voglia di vivere, di vedere i suoi due figli crescere e la sua determinazione nel lottare contro questo male terribile, gli hanno permesso di uscire "temporaneamente" dal tunnel della malattia del secolo. Forte dei suoi studi accademici, laureatosi in chimica e tecnologie farmaceutiche e avendo conseguito un dottorato di ricerca in oncologia medica, ha impiegato tutte le sue forze per la ricerca di quei fattori di rischio, a cui il mondo accademico e la medicina convenzionale non hanno ancora dato il giusto peso ma che potrebbero rappresentare una nuova chiave di lettura per la prevenzione e la cura delle malattie del secolo. Ha effettuato decine di pubblicazioni, anche su riviste internazionali di grande importanza scientifica, inerenti al tema dell'efficacia e della sicurezza dei nuovi farmaci biologici innovativi ad altissimo costo soprattutto nel campo onco-ematologico. Ha lavorato per tre anni come ricercatore chimico di una multinazionale farmaceutica nelle fasi di progettazione, sintesi e caratterizzazione di nuove molecole ad attività antitumorale e, attualmente, è impegnato quotidianamente nella preparazione delle terapie infusionali per i pazienti onco-ematologici presso uno dei più grandi ospedali pubblici del Centro Italia.

Sito Web: www.pasqualecioffi.com

Questo libro è stato pubblicato con la
Esclusiva Strategia Editoriale
"Self Publishing Vincente"
www.SelfPublishingVincente.it